呼吸系统疾病
诊断与治疗精粹

编著　魏　敏　吴亭亭　陈丽娜　庄麦松

　　　　燕存子　刘见平　徐　帝

吉林科学技术出版社

图书在版编目（CIP）数据

呼吸系统疾病诊断与治疗精粹 / 魏敏等编著.

长春:吉林科学技术出版社，2024. 5. --ISBN 978-7

-5744-1671-0

Ⅰ. R56

中国国家版本馆CIP数据核字第2024H94H73号

呼吸系统疾病诊断与治疗精粹

编　　著	魏　敏　等
出 版 人	宛　霞
责任编辑	黄玉萍
封面设计	济南睿诚文化发展有限公司
制　　版	济南睿诚文化发展有限公司
幅面尺寸	170mm×240mm
开　　本	16
字　　数	209 千字
印　　张	12.125
印　　数	1~1500 册
版　　次	2024 年 5 月第 1 版
印　　次	2024 年 12 月第 1 次印刷

出　　版	吉林科学技术出版社
发　　行	吉林科学技术出版社
地　　址	长春市福祉大路5788 号出版大厦A 座
邮　　编	130118

发行部电话/传真　0431-81629529　81629530　81629531
　　　　　　　　　　81629532　81629533　81629534

储运部电话　0431-86059116
编辑部电话　0431-81629510
印　　刷　廊坊市印艺阁数字科技有限公司

书　　号　ISBN 978-7-5744-1671-0
定　　价　72.00 元

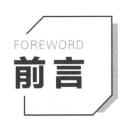

FOREWORD
前言

  呼吸系统是机体与外界进行气体交换的器官的总称,包括鼻腔、咽、喉、气管、支气管与肺等,具有呼吸功能、防御功能、代谢功能与神经内分泌功能。自然界的生物都普遍存在呼吸现象,作为生物界高级动物的人类,更是如此。人体通过呼吸系统吸入新鲜氧气,呼出二氧化碳,完成吐故纳新。

  根据相关调查结果,呼吸系统疾病(不包括肺癌)在城市的死亡率居第3位,在农村则居首位。更应引起重视的是由于大气污染、吸烟、人口老龄化及其他因素,导致支气管哮喘、肺癌、肺部弥散性间质纤维化,以及肺部感染等疾病的发病率、死亡率持续上升。这说明呼吸系统疾病危害人类日益严重,如不予以控制,日后将更为突出。这就需要广大医务工作者及全社会的努力,做好呼吸系统疾病的防治工作。为此,我们特组织相关专家共同编写了本书。

  本书重点从疾病病因、临床表现、诊断与鉴别诊断、治疗等方面介绍了感染性疾病、肺血管疾病等临床常见呼吸系统疾病诊疗的相关内容。本书注重科学性、实用性的有机统一,具有很强的专业性和针对性,有利于读者了解呼吸系统常见疾病的诊疗原则,掌握指南推荐方案,建立临床思维,适合从事呼吸内科专业的医务工作者阅读。

  由于各位编者的临床经验及编写风格有所差异,加之时间仓促,书中存在的失误与疏漏之处恳请各位读者鉴谅,并予以批评指正,以期再版时进一步修订完善。

《呼吸系统疾病诊断与治疗精粹》编委会

2024 年 2 月

第一章

感染性疾病

第一节　急性上呼吸道感染

上呼吸道感染（URTIs）是最常见的呼吸道感染性疾病，某些病种或病原体感染如流行性感冒具有较强的传染性。急性呼吸道感染常常由病毒引起，是目前健康成人和儿童易患的最常见疾病。上呼吸道的解剖范围包括鼻腔-鼻窦、咽（鼻咽、口咽、喉咽）、喉和中耳以及隆突以上的气管部分，凡是这些部位的感染都属于 URTIs，因此 URTIs 不是一个疾病诊断，而是一组疾病。由于强调的侧面不一，不同专业关于 URTIs 的涵义并不完全一致。

病原体以病毒最常见，而细菌、支原体、衣原体、真菌、螺旋体亦有所见。RNA 病毒和 DNA 病毒均可引起此类感染，所产生的临床症状严重程度可表现为轻至感冒，重至肺炎或致死。每种病毒也可因宿主的年龄和免疫状态的不同，而表现为不同的临床症状。每一种与病毒感染相关的呼吸道症状，也可能由不同的病毒感染所致。

一、普通感冒

"普通感冒"实际上并不是指单一的某种病毒感染，而是很多病毒性呼吸道疾病共同的临床表现。感冒是一种急性上呼吸道病毒感染中最常见的病种，多呈自限性，但发生率高。

（一）病原体

感冒有关的病原体包括鼻病毒、腺病毒、呼吸道合胞病毒、流感病毒、副流感病毒等。

（二）流行病学

普通感冒大多为散发性，在全世界范围内分布极普遍，热带地区少见。一般

1

一年四季都可发生,冬春季节发病有增加倾向。气温、降雨量、湿度等气象条件的变化和感冒的发生未证实有显著的关系。但有观点认为气温的急剧变化可以增加呼吸道黏膜的敏感性,是引起感冒的诱因。

理论上,呼吸道病毒主要以咳嗽和喷嚏为媒介,通过呼吸道飞沫气溶胶传播,在人群密集的环境中更易发生感染。也可通过直接接触或间接接触而发生感染。自然条件下人是唯一的宿主,病原体是由人传染人的。在发病前24小时到发病后2天传染性最强,同一个患者鼻黏液的病毒滴度往往比咽部要高10~100倍。鼻黏膜对鼻病毒十分敏感,比下呼吸道敏感性大很多,但在一些无并发症的感冒人群也能在下呼吸道检出病毒。感染症状受宿主生理状况的影响,过劳、抑郁、鼻咽过敏性疾病和月经期等均可加重症状。

(三)发病机制和病理

大多数的普通感冒与鼻病毒感染有关,因此发病机制研究多以鼻病毒为主。病毒通过直接接触或飞沫传播,鼻病毒首先黏附于鼻咽部的受体,通常认为是腺样体淋巴上皮区域的 M 细胞含有的细胞间黏附分子-1(ICAM-1),并借鼻腔的黏液纤毛运动达到后鼻咽部,病毒迅速复制,并向前扩散到鼻道。鼻病毒感染时可能会出现 ICAM-1 表达上调的情况。用 1 个 $TCID_{50}$(半数组织培养感染浓度)病毒感染人,经24小时,鼻分泌物中可发现少量病毒,48~72小时病毒滴度上升到最高峰,并可持续释放病毒1周以上,之后快速下降,大约感染3周后就无法检出。鼻分泌物的病毒滴度可达 300 $TCID_{50}$/mL,口咽分泌物和唾液的含量分别为 30 $TCID_{50}$/mL 和 10 $TCID_{50}$/mL。鼻腔上皮细胞活检及鼻腔分泌物的研究提示,感染大多局限于相对少数的鼻黏膜纤毛上皮细胞。在自然感染感冒的患者,可见鼻黏膜上皮细胞的脱落,但上皮的内层仍然保持完整,细胞边界的结构正常。由于病毒在 33 ℃左右复制最好,因此大部分鼻病毒复制发生在鼻咽部和鼻道。但有研究用原位杂交的方法也能从支气管切片中检测到鼻病毒RNA,这可能与上呼吸道、气管和大支气管的温度与鼻腔相近有关,在机体深部37 ℃的条件下病毒复制可能受限。鼻病毒感染并不伴有鼻黏膜淋巴细胞数量的显著增加,但在鼻黏膜和分泌物中多形核白细胞数量有明显的增多,可能与被感染细胞分泌的白介素 8(IL-8)的作用有关。因此,引起鼻病毒感冒症状的直接原因可能并不是病毒引起的细胞损伤,而是炎症介质在起重要作用。在感染早期,由于血管渗透性的增加,鼻分泌物中可出现高水平的血浆蛋白。在感染后期,腺体分泌物(乳铁蛋白、溶菌酶和分泌性免疫球蛋白A)为主。在感冒期间鼻分泌物中激肽、白介素 1(IL-1)、白介素 6(IL-6)和 IL-8 水平增高,其中激肽和

IL-8 浓度与症状相关联。中耳内的促炎因子和细胞黏附分子的合成增加也可能参与感冒相关的中耳炎的发病过程。

病理变化与病毒毒力和感染范围有关。一般在呼吸道上皮细胞检测不到明显的病理改变。但仍可出现一些炎症反应,呼吸道黏膜水肿、充血,出现渗液(漏出或渗出),多形核白细胞在感染早期即浸润鼻黏膜上皮细胞,但这种炎症仅在有症状的情况被观察到。修复较为迅速,一般不造成组织损伤。不同病毒可引起不同程度的细胞增殖和变性。鼻黏膜纤毛的破坏持续时间可达 2～10 周。当感染严重时,鼻窦、咽鼓管和中耳道可能被阻塞,造成继发感染。

(四)临床表现

潜伏期 1～3 天,随病毒而异,肠病毒较短,腺病毒、呼吸道合胞病毒等较长。感冒大多呈自限性,成年患者病程的中位期大约是 7 天,大约有 1/4 的人持续 2 周。多数认为普通感冒主要包括鼻咽和不同程度的咽炎症状。大多先有鼻和喉部灼热感,鼻黏膜变红、水肿,出现鼻塞、打喷嚏、流涕、全身不适和肌肉酸痛。症状在 48 小时达高峰,患者在发病前 1 天至发病后 5 天具有传染性。普通感冒通常不发热或仅有低热,尤其是鼻病毒或冠状病毒感染时。可有眼结膜充血、流泪、畏光、眼睑肿胀、咽喉黏膜水肿,频繁的咳嗽并常为阵发性或持续性。鼻腔分泌物初始为大量水样清涕,以后变为黏液性或脓性。黏脓性分泌物不一定表示继发细菌感染。咳嗽通常不剧烈,持续时间可达 2 周。脓性痰或严重的下呼吸道症状提示鼻病毒以外的病毒合并或继发细菌性感染。小儿感冒时,比成人的临床表现严重,发热可达 39 ℃,可出现某些下呼吸道和消化道症状。

普通感冒并发症包括鼻旁窦和中耳的继发细菌感染,以及哮喘、慢性支气管炎、肺气肿的急性加重。感冒也常累及中耳,在成人病例中,感冒者大约有 2% 出现有症状的中耳炎,患儿比率更高。在伴渗出的中耳炎儿童病例中,有 20%～40% 在中耳液中检测到鼻病毒和其他普通感冒病毒。呼吸道合胞病毒、流感病毒和腺病毒的感染经常伴有中耳炎。

感冒伴有鼻旁窦异常,在 77% 的感冒病例可观察到鼻窦黏膜增厚或鼻窦渗出物。在自然发生的成人感冒病例中,仅在很少比例(0.5%～5.0%)的患者观察到急性鼻窦炎的临床表现。

鼻病毒还是成人或儿童的哮喘急性发作的主要原因。目前导致敏感性增加的机制仍不清楚,可能与机体对感染的免疫反应发生改变有关。鼻病毒感冒可能通过增强气道的变态反应,如在受到抗原攻击后组胺的释放和嗜酸性粒细胞的募集,从而增加哮喘的发生。鼻病毒也已被证实为慢性阻塞性肺疾病急性加重的重要原因之一。

(五)诊断

大多数的普通感冒与鼻病毒或其他微小 RNA 病毒感染有关,其他经常引起感冒的病原体还包括冠状病毒、副流感病毒、呼吸道合胞病毒等,也偶有涉及其他多种病原。但引起感冒的病毒种类繁多,一般临床实验室不易开展病原诊断,因此常根据临床症状特点做出诊断,主要依据为出现鼻炎、流鼻涕、打喷嚏、鼻塞、轻度咽炎和咳嗽等上呼吸道症状明显而全身症状相对较轻,并排除过敏性鼻炎等非感染性上呼吸道炎,即可做出诊断。

(六)鉴别诊断

1.流行性感冒

流行性感冒感染时,鼻炎症状不明显,全身不适、肌肉痛等症状多见。

2.鼻腔疾病

(1)变应性鼻炎产生的症状和普通感冒最相似,而变应性鼻炎是一种非传染性的疾病,有典型的打喷嚏、鼻漏和鼻塞症状,而且有明确的过敏史。学龄前儿童变应性鼻炎常与感染性鼻炎相混淆。然而症状持续 2 周以上提示应寻找感染以外的其他病因,除了打喷嚏、鼻痒、流涕以及鼻塞,中-重度变应性鼻炎的儿童还可能会发展为呼吸音粗、反复清嗓、打鼾以及嗅觉、味觉丧失,在病史上充分了解儿童特应症家族史与特应症发展进程亦有助疾病的鉴别。

(2)血管运动性鼻炎(特发性鼻炎):无过敏史,表现为上呼吸道对非特异性环境诱因如温度和湿度变化、暴露于吸烟和强烈气味时出现高反应性。根据病史以及无脓涕和痂皮等可与感染性鼻炎相鉴别。

(3)萎缩性鼻炎:鼻腔异常通畅,黏膜固有层变薄且血管减少,嗅觉减退并有痂皮形成及臭味,容易鉴别。

(4)鼻中隔偏曲、鼻息肉:鼻镜检查即可明确诊断。

(5)急性鼻-鼻窦炎或鼻咽炎能较快地出现喉痛,脓性分泌物及白细胞增多。小儿多由链球菌感染引起咽充血,排出稀薄脓性分泌物,而中耳炎常在上呼吸道病毒感染过程中出现。在感冒的恢复期也常常合并有溶血性链球菌、肺炎球菌、流感杆菌等二次感染。

3.其他上呼吸道感染

通过流行病学调查,与其他呼吸道病毒相鉴别。

4.急性传染病

某些急性传染病(如麻疹、脑炎、流行性脑脊髓膜炎、脊髓灰质炎、伤寒、斑疹伤寒)和 HIV 感染前驱期的上呼吸道炎症。根据症状病史、动态观察和相关实验室检查,鉴别不难。

(七)治疗

治疗普通感冒的主要目的是缓解症状。

1.常用对症治疗药物

(1)伪麻黄碱:作用于呼吸道黏膜 α-肾上腺素能受体,缓解鼻黏膜充血,对心脏和其他外周血管 α-受体作用甚微。减轻鼻塞,改善鼻腔通气、睡眠。但不宜长期应用,3～5 天为宜。

(2)抗组胺药:非选择性抗组胺药如溴苯那敏、氯苯那敏和氯马斯汀,能缓解打喷嚏和流鼻涕的症状,这些药可能有一些镇静作用。作用可能是由于这些药物的抗胆碱效能,选择性的 H_1 受体拮抗剂治疗是无效的。

(3)解热镇痛药:在发热和肌肉酸痛、头痛患者可选择。以对乙酰氨基酚(扑热息痛)最常用。应避免与抗 HIV 药物齐多夫定同时使用,阿司匹林反复应用会增加病毒排出量,而改善症状作用轻微,不予推荐。

(4)镇咳剂:大多数没有在儿童感冒人群中进行过研究,因此可能存在不良反应,为保护咳嗽反射一般也不主张应用。但剧咳影响休息时可酌情应用,以右美沙芬应用较多。

2.可能有用的药物或疗法

(1)维生素 C:作用不肯定。有报道感染第 1 天起服用高剂量维生素 C(8.0 g/d)可缩短症状持续的时间,并减轻病情。但多数学者对此持否定态度。

(2)葡萄糖酸锌锭剂:尽管体外实验显示其可抑制鼻病毒复制所需的 3C 蛋白酶,也有临床对照试验表明症状持续时间缩短,但结果很不一致,且含片可能会造成口疮、反胃,鼻内使用可能会造成鼻刺痛和嗅觉丧失等不良反应。

(3)呼吸加热湿化气:因为鼻病毒复制的最适宜温度是 33 ℃,故提倡呼吸加热湿化气治疗感冒。

3.抗生素的应用

一般不需要应用抗生素,尤其在儿童。在有细菌定植、呼吸道分泌物中中性粒细胞增加、出现鼻窦炎、中耳炎等并发症、COPD 基础疾病和感冒病程超过 1 周的患者可适当应用抗生素。

(八)预防

避免与感冒患者接触,经常彻底洗手,避免脏手接触口、眼、鼻。良好个人卫生习惯可能可减少鼻病毒感冒的传播。维生素 C 常被提倡用作预防感冒,但严格设计的对照试验并未获得支持证据。

除了流感病毒外,可引起感冒的其他病毒都未有疫苗。虽然已有多种具有较强体外抗鼻病毒活性的药物进行了临床试验,但仅有鼻内给予干扰素预防和口服普来可那立治疗鼻病毒感冒有一些临床上有益的证据。

二、流行性感冒

流行性感冒(简称流感)是流感病毒引起的急性呼吸道传染病。流感病毒的主要特点为抗原多变性、季节流行性强,以及对人群和社会都影响巨大。流感病毒在各个年龄组均可引起呼吸系统的感染性疾病,常可造成高死亡率,其中老人和慢性病患者是主要高发人群。

(一)病原学

甲、乙、丙型流感病毒均属于正黏病毒科,具有分节段的负链 RNA 基因组。甲、乙型流感病毒都带有 8 个不同的 RNA 节段,丙型流感只有 7 个 RNA 节段。3 个型别的流感病毒感染均可引起典型的流行性感冒症状。

流感病毒中,只有甲型流感病毒具有亚型。血凝素(HA)和神经氨酸酶(NA)是流感病毒表面的两个主要糖蛋白。迄今动物流感病毒中共有 16 个 HA 亚型和 9 个 NA 亚型,但其中只有 3 个 HA 亚型(H_1、H_2、H_3)和 2 个 NA 亚型(N_1、N_2)能感染人类并引起暴发。流感病毒的命名规则主要依据是类型、分离地点、分离序列号和分离年份,还有一些流感病毒的名称中包括 HA 和 NA 的亚型[例如,A/Brisbane/10/2006(H_3N_2)]。

1.形态与结构

流感病毒的直径大约 120 nm,被球状脂质包裹。在电镜下也能观察到丝状体的病毒。这种丝状体的流感病毒具有感染性,被认为在肺部的感染扩散过程中占主导。病毒表面包裹着 HA 和 NA 两种穗状的糖蛋白,病毒颗粒的包膜还有少量的 M2 蛋白,类脂膜下面尚有一层 M1 蛋白包围着核糖核蛋白(RNP)核心。这个核心里含有 8 个 RNA 节段,这些节段含有 1 个或几个的病毒多聚酶复合物(PB1,PB2,PA)蛋白的基因拷贝,这些基因拷贝被病毒核蛋白分子所覆盖,其中甲型不同病毒蛋白和功能见表 1-1。甲、乙、丙 3 种流感病毒的基因组序列目前已全部测定。其中,甲型流感病毒有大约 13 600 个核苷酸,乙型流感病毒有 14 600 个核苷酸。丙型流感病毒有大约 12 900 个核苷酸。

表 1-1　甲型流感病毒 RNA 节段和蛋白的功能活性

RNA 节段	蛋白	蛋白大小（氨基酸）	功能活性
1	PB2	759	帽盖结构的结合，核酸内切酶
2	PB2	757	RNA 多聚酶
	PB1-F2	87	前细胞凋亡活性
3	PA	716	RNA 多聚酶，蛋白水解
4	HA	～560	附着受体，膜融合
5	NP	498	RNP 的结构成分，RNA 的核输入
6	NA	～450	NA/唾液酸酶活性，病毒释放
7	M1	252	结构蛋白，RNA 的核输出，病毒出芽
	M2	96	离子通道
8	NS1	～230	干扰素对抗物，可能对病毒的基因表达有作用
	NBP(NS2)	121	核输出因子

2. 抗原性

流感病毒不断改变其抗原性，使其可以在人类中持续传播并且使得其传播模式变得难以预测。相对小的改变叫抗原漂移，是编码 HA 或 NA 的基因节段逐步发生点突变。以甲型流感病毒为例，因为人群免疫程度的增加的选择压力，抗原重要区域内的氨基酸的改变在几年内逐步累积起来，导致了每隔 2～3 年就会有流行病学上重要的抗原漂移变异株出现。在 20 年时间里，HA 和 NA 的氨基酸替换以每年0.5%～1.0%的速率发生。抗原改变主要发生在 HA1 多肽，以及分布在病毒表面的分子，并分成 5 个高变区。在有些流感病毒谱系中，有限的正快速进化的 HA1 密码子发生数量巨大的突变，所以这些谱系可能成为未来流行株的祖先。流行病学上重要的抗原漂移株通常在 HA 的 1 个或多个抗原位点发生突变，当这些突变引起抗原性的实质改变，这种漂移株就会流行。因为大量的敏感个体存在和引起显性感染的可能性很高，可导致这些变异株对人群中已存在的免疫力敏感性降低，并在人群中传播。H_3 亚型出现抗原性变异株的速度要比 H_1 亚型快，这种抗原性改变在乙型流感和丙型流感中并不显著。乙型流感病毒分为两个谱系，近年来这两个谱系以各种比例流行，分别是 B/Victoria/2/87 和 B/Yamagata/16/88。季节性流感病毒经历着频繁的重配，这些重配促进了病毒进化和基因多样性。

对于甲型流感病毒，HA 明显的改变，无论是否伴随有 NA 的变化，都称为抗原性转变，这是由于获得了新的基因节段。抗原性转变可以在 2 个同种或异种的流感病毒感染同一个细胞发生的重配过程中出现。当对这种病毒没有免疫力的人群被感染,就可能引起流感的大流行。

3.理化特性和生物学特性

流感病毒的蛋白和 RNAs 很容易就被电离辐射、高 pH(＞9)或低 pH(＜5)、大约 50 ℃的温度等手段灭活。病毒的稳定性依赖于周围的培养基,包括培养基的蛋白浓度和离子强度。流感病毒是包膜病毒,因此对于所有能影响膜的试剂都敏感,这些试剂包括离子和非离子清洁剂、氯化剂和有机溶剂。在 4 ℃含有生理蛋白(白蛋白)的 PBS 溶液中,流感病毒能稳定存在数个月。另一方面,在多孔表面的病毒悬液干了以后,病毒会在 12 小时以内失活,而在无孔表面则是24~48 小时以内失活。在低于 25％或高于 80％的相对湿度中,如果病毒液被雾化,感染性可以保持 24 小时或以上,在 50％的相对湿度的环境下,病毒则不那么稳定。

(二)流行病学

流感病毒有全球性的分布,每年都会发生强度不一的暴发。突然暴发和感染性传播是流行性感冒的特点。这些特点与流感的潜伏期短以及发病初期呼吸道分泌物中病毒滴度高有关。潜伏期的平均天数为 2 天,一般为 1~5 天。

流感病毒主要在咳嗽、打喷嚏、说话的过程中,通过空气散播飞沫在人际间传播。其他液滴、短距离的小颗粒气溶胶、手部受污染后自我感染等形式对于流感的传播的作用仍不确定。对于人类流感病毒,小颗粒($1~5\ \mu m$)气溶胶暴露试验表明,人流感病毒感染人类所需的病毒量估计为 $1~5\ TCID_{50}$。雪貂和豚鼠模型研究显示有通过气溶胶传播的证据。流感病毒的 RNA 很容易从污染物中被检测出来,而病毒本身在坚硬固体、无孔表面、较低的相对湿度和更冷的温度下可保持更长时间的感染性,但以污染物为媒介的传播方式对于流感病毒传播的重要性仍不清楚。

(三)发病机制和病理

呼吸道黏膜是最初的感染部位,甲型流感病毒、乙型流感病毒吸附于含有唾液酸受体的细胞表面,通过血凝素 HA 结合上皮细胞的唾液酸糖链启动感染。嗜人类流感病毒的 a2,6-连接受体存在于上、下呼吸道,主要是在支气管上皮组织和肺泡 1 型细胞,而嗜禽流感病毒的 a2,3-连接受体存在于远端细支气管,肺泡 2 型细胞,肺泡巨噬细胞。流感病毒通过细胞内吞作用进入胞内体,被裂解的HA 经由酸性 pH 触发,引起构象变化,变成融合的形式。这个过程有利于病毒和胞内体的膜融合。在病毒包膜上含有 M2 多肽的离子通道也在胞内体中被酸性 pH 激活。这个过程导致质子内流入病毒体内部，可能使得 M1 蛋白从 RNP 核心解离，最后使 RNP 释放到胞质（脱壳）。在整个脱壳的过程中，新进入的病毒颗粒的 RNA(vRNA)始终和病毒蛋白相连，并作为 RNP，穿过核膜孔复合体进入细胞核。

病毒脱壳并将 RNP 转运到细胞核后，其基因组开始在细胞核内进行转录和复制。进入细胞核的病毒 RNP 是病毒的 RNA 依赖 RNA 多聚酶的模板，经催化后产生两种不同类型的病毒 RNA：mRNA 和与模板 RNA 互补的全长 RNA 拷贝(cRNA)。这个 cRNA 成为病毒 RNA(vRNA)的复制模板，导致病毒 RNA 拷贝的产生。将 RNAs 装配和折叠入感染性的病毒需要几个细胞分区的参与。病毒的 P 蛋白和 NP 蛋白有特定的核定位信号，所以它们能进入胞核，在胞核内它们和病毒 RNAs 组成 RNPs。胞核释放这些 RNPs 同样需要依赖 M1、核输出蛋白(NEP)。胞核内 M1 与病毒 RNPs 结合后，通过与 NEP 的相互作用，促使它们输出胞核。

RNPs 输出到细胞质，它们在胞质膜的病毒糖蛋白 HA 和 NA 下进行装配。M1 在感染性病毒的装配和出芽过程起决定性的作用。病毒颗粒从胞质膜出芽，而 NA 清除病毒与细胞膜之间的唾液酸，避免病毒间的聚集，以及病毒在细胞表面的停留。一旦病毒颗粒到了细胞外，NA 就会进一步清除呼吸道黏液中的唾液酸，便于病毒颗粒能到达其他的上皮细胞。

病理变化主要是，支气管病理检查发现呼吸道上皮细胞和纤毛簇脱落的变性现象、上皮细胞的假化生、固有层的水肿、充血，以及单核细胞浸润等病理变化。致命的流感病毒性肺炎中，全部的病理变化包括出血，肺炎和严重气管支气管炎。病理的特点是伴随有纤毛上皮脱落、纤维蛋白渗出、炎性细胞浸润、肺透明膜形成、肺泡内和支气管内出血、间质性水肿、单核细胞浸润的支气管和细支气管坏死。后期改变还包括弥漫性肺泡损害，淋巴球肺泡炎，化生上皮再生，甚至是大范围的纤维化。肺炎的程度与细胞介导的免疫反应有关，在小鼠模型中，通过加强某些 T 淋巴细胞的传导可以使肺炎程度加重，但是免疫病理反应对疾病起多大程度作用仍未清楚。流感死亡病例经常出现其他器官病变，尸体解剖发现，1/3 以上出现弥漫性充血、脑水肿以及心肌发炎肿胀、间质出血，心肌细胞坏死、淋巴细胞浸润。

（四）临床表现

典型的流感病毒感染可引起明显的全身症状，包括发热、身体不适、头痛、肌痛,以及咳嗽的呼吸道症状和经常咽痛。常可出现高热,持续性发热或间歇性发热。常见的症状有咽部充血和结膜充血,颈淋巴结肿大,以及鼻分泌物的清除,但研究显示这些症状一般是非特异的。成人发热和全身症状的消除,一般需3～5天,但呼吸道症状会增加,包括干咳、胸骨灼热和鼻塞。早期中性粒细胞轻微增多及淋巴细胞轻微减少,然后中性粒细胞减少。流感病毒感染与急性相蛋白,血清淀粉样蛋白 A 和 C 反应蛋白升高有关,老年住院患者尤为显著。急性流感感染能使患者精神萎靡、反应变慢。

康复往往比较缓慢,咳嗽和身体不适通常持续2～4周。流感可能会导致一过性肺功能障碍(小气道功能障碍等),可能与恢复期患者的乏力及耐力下降有关。临床上吸烟者患流感的频率和严重程度明显较高。有报道,过敏患者感染流感,会出现急性症状的严重程度增加、支气管恶化、恢复期推迟的情况。患者发病前的心理状态与病情恢复的时间相关,疾病的严重程度也和病毒的亚型有关;感染 H_3N_2 亚型的患者与 H_1N_1 亚型的患者相比较,出现呼吸道症状,肺功能改变及求诊的频率似乎更高。

成人中有 3.5% 的感冒与丙型流感病毒有关,并可导致支气管炎和流感样疾病,以及一系列症状包括发热性鼻炎、细支气管炎和小儿性肺炎。流涕和咳嗽被认为是最常见的症状,可持续数周。

暴发中的临床和流行病学方面的信息常成为流感病毒临床诊断的依据。在社区暴发中出现发热和咳嗽的成人一般被认为是疑似病例,最后通过病原学方法确认的病例可达到 80%。没有发热、咳嗽、鼻塞的情况下,流感的可能性很小。当流感发病率低,或患者为 5 岁以下儿童的时候,临床诊断常容易导致漏诊,因为流感导致的急性呼吸道症状与呼吸道合胞病毒、副流感病毒及腺病毒等病毒感染引起的症状相似。

(五)并发症

流感并发症较为常见,可以表现为上呼吸道(中耳炎和鼻窦炎)及下呼吸道(支气管炎、哮喘和肺炎)症状,先前的慢性疾病恶化(哮喘、慢性阻塞性肺部疾病、囊性纤维化、充血性心力衰竭)也可出现。成人最常见的并发症是支气管炎,也发生在 20% 的保健患者及中耳炎儿童患者身上。成人流感与大约 10% 的社区获得性肺炎有关。有气道反应或慢性阻塞性肺疾病的患者,流感是加重疾病的一个重要原因,大部分与肺功能恶化有关,通常持续不超过 3 个月。伴随第 1 秒用力呼气容积(FEV_1)持续减少 2～9 天,大部分临床有明显流感症状的患者会出现哮喘加重的情况。流感病毒感染与囊性纤维化患者的住院增多及疾病进程相关,包括肺活量降低。

1.肺部并发症

(1)病毒性肺炎:甲型流感病毒在那些有基础疾病的患者和原来健康成人中可引起严重的原发性病毒性肺炎。具有X线浸润斑块的轻度病毒性肺炎较严重的原发性流感病毒性肺炎更常见,儿童尤甚。在流行期间,后者发生在2%～18%的肺炎住院成人中。超过90%的病例与甲型流感病毒感染有关,并且大部分确诊病例患者超过40岁。潜在的心肺疾病、风湿性心脏病(特别是二尖瓣狭窄)、恶性肿瘤、器官移植、接受糖皮质激素或细胞毒治疗、怀孕以及艾滋病感染都已被确定为罹患病毒性肺炎的风险因素。尽管如此,仍有接近40%的病例发生于没有任何基础疾病的人群。

患者一般先出现流感前综合征,随后出现咳嗽加重、呼吸急促、呼吸困难及典型的急性呼吸窘迫综合征。从发病到出现呼吸困难时间间隔不等(<20天),大多数患者在1～4天内恶化。有一半的患者有痰,1/3表现咯血。革兰染色的痰涂片可能显示有丰富的粒细胞,少量细菌。病程一般超过4天,最后可导致严重呼吸衰竭。胸部X线非特异性,常表现为双侧、弥漫中低度肺浸润。虽然辅助通气技术改善了严重病例的情况,但死亡率平均为50%。存活患者在2～3周的临床症状会改善。幸存者可能发展为组织肺炎闭塞性细支气管炎,肺间质纤维化和慢性功能障碍。

(2)继发性细菌性肺炎:发热、呼吸道症状加重或咳脓痰产生显示患者可能合并细菌性感染,但有时也会出现细菌或病毒-细菌混合性肺炎的情况。少有报道真菌感染尤其是曲霉菌感染,最常见的细菌病原体流感并发症是肺炎链球菌,金黄色葡萄球菌占继发性细菌感染的12%～25%或以上,常见菌还有流感嗜血杆菌、β-溶血性链球菌A群、革兰阴性杆菌和脑膜炎双球菌感染。重症肺炎球菌肺炎包括脓胸、肺脓疡,与原来健康儿童感染的流感有关。金黄色葡萄球菌的某些菌株和其他细菌分泌蛋白酶切割HA受体,增强了流感病毒的感染性,并在动物中可诱导严重的病毒细菌合并性肺炎。在儿童和成人中,出现越来越多的社区获得性耐甲氧西林金黄色葡萄球菌肺炎,这种肺炎多与流感有关,而且是严重甚至是致命的。先前的流感与肺炎支原体的发生或军团菌的感染没有相关性。

2.肺外并发症

其他罕见的(<1%的病例)并发症包括一系列中枢神经系统症状(脑炎或脑病、脑膜炎、脊髓炎和多发性神经炎),急性腮腺炎、心肌炎和心包炎、急性肌炎、横纹肌溶解与肌红蛋白尿急性肾衰竭和弥散性血管内凝血、关节炎和史蒂文

斯-约翰逊综合征。与流感相关的横纹肌溶解症,肌酸磷酸激酶升高可达10 000 U/mL,并极少导致隔室综合征。亚临床心电图改变,包括 T 波倒置和相关的超声心动图异常,这些症状通常在15%患有明显无流感并发症的患者持续2周或更短的时间。严重的心脏损害表现为急性心力衰竭、心脏压塞或积液、致命性心律失常,并极少与病毒从心肌、血液中的恢复有关。患有肝脏疾病的患者有可能发生肝功能失代偿。

急性中枢神经系统表现包括(疾病)突然发作、昏迷、精神错乱、伸肌痉挛和颅内压增高。病毒很少从脑脊液或脑中分离。流感脑炎始于发病后1~3周,它是一个脱髓鞘和血管病变的自身免疫过程。患者可出现发热,意识减少或昏迷,连同淋巴细胞异常增多,及脑电图弥漫放缓。脑病症状的消除需2~25天,偶发局灶性脑炎。流感与迟发型埃科诺莫病、脑炎后帕金森综合征有关。

中毒性休克综合征可能在感染流感后1周内出现,并且与呼吸道传染,包括鼻窦炎、肺炎或小结肠炎,以及产毒金黄色葡萄球菌或链球菌 A 群有关。流感暴发的同时,脑膜炎球菌病侵袭风险也增加,这可能与病毒诱导黏膜损伤、抑制免疫反应有关,脑膜炎球菌病患者通常在流感病毒感染后2周内发生。甲型流感病毒和乙型流感病毒感染与茶碱毒素清除的减缓有关。

(六)诊断

因为流感的临床表现并无特异性,与许多急性发热伴有呼吸道炎症的疾病相似,给临床诊断带来一定困难。因此确诊往往依赖于实验室诊断。

1.临床诊断

本病的典型症状是发病突然,有发热,头疼,恶寒,肌肉疼痛,倦怠,咳嗽,鼻塞,咽炎,颊面潮红,结膜充血症状。这些症状与普通感冒以及急性扁桃体炎有类似之处。

2.实验室诊断

病毒学检查能比较准确地确定病原。检查内容包括:①利用细胞培养方法(常用 MDCK 细胞)从患者呼吸道标本(包括鼻咽喉拭子、鼻抽吸物或盥洗液、痰和气管抽吸液)中分离到流感病毒。②从呼吸道标本中检测到流感病毒颗粒特异的病毒蛋白成分,可以在1~4小时内完成,主要使用免疫荧光、酶免疫测定、放射性免疫测定、时间分辨荧光免疫分析等方法。③利用 RT-PCR 方法,从呼吸道标本中检测流感病毒 RNA。④患者恢复期血清中抗流感病毒抗体滴度比急性期高升高4倍或以上。

(七)鉴别诊断

1.普通感冒

需要鉴别诊断的疾病最主要是普通感冒,一般来说,流感的全身症状比普通感冒重;流行病学史有助于鉴别;普通感冒的流感病原学检测阴性,常常可找到相应的感染病原证据。表1-2列出两者的鉴别要点。

表1-2　流感和普通感冒的主要区别与特点

比较项目	流感	普通感冒
致病原	流感病毒	鼻病毒、冠状病毒等
流感病原学检测	阳性	阴性
传染性	强	弱
发病的季节性	有明显季节性	季节性不明显
发热程度	多高热(39～40 ℃),可伴寒战	不发热或轻、中度热,无寒战
发热持续时间	3～5天	1～2天
全身症状	可有头痛、全身肌肉酸痛、乏力	轻或无
病程	5～10天	5～7天
并发症	可合并中耳炎、肺炎、心肌炎、脑膜炎或脑炎	少见

2.其他类型上呼吸道感染

包括急性咽炎、扁桃体炎、鼻炎和鼻窦炎。感染与症状主要限于相应部位。局部分泌物流感病原学检查阴性。

3.下呼吸道感染

流感有咳嗽症状或合并气管支气管炎时需与急性气管支气管炎相鉴别;合并肺炎时需要与其他肺炎相鉴别,包括细菌性肺炎、衣原体肺炎、支原体肺炎、病毒性肺炎、真菌性肺炎、肺结核等。根据临床特征可作出初步判断,病原学检查可资确诊。

4.其他非感染性疾病

流感还应与伴有发热,特别是伴有肺部阴影的非感染性疾病相鉴别,如结缔组织病、肺栓塞、肺部肿瘤等。

(八)治疗

1.基本原则

流感症状的治疗通常涉及使用解热镇痛药,尤其是对乙酰氨基酚或非甾体抗炎药,用于解热、解痛或其他全身症状。阿司匹林应避免在儿童身上使用,因为它与流感的肝脏和神经系统并发症即雷依综合征存在相关。镇咳药通常用于减缓咳嗽。抗生素没有证据表明有利于缩短病程或减少并发症的可能性，应仅限于细菌性并发症。

对于那些下呼吸道疾病，治疗低氧血症和支气管痉挛是重要的，通气支持与气道正压压力可以拯救病毒性肺炎患者的生命；在某些病例中体外膜氧合已被使用。皮质类固醇治疗闭塞性细支气管炎机化性肺炎或者病毒性肺炎相关的急性呼吸窘迫综合征的纤维增殖活跃期的价值是不确定的。

2.抗病毒药物治疗

目前抗流感病毒的药物主要有两类，即 M2 离子通道抑制剂和神经氨酸酶（NA）抑制剂。M2 离子通道抑制剂金刚烷胺和金刚乙胺用于预防和治疗甲型流感病毒敏感株有效，对于乙型流感病毒和大部分最近流行株亚型（H_3N_2）无效，并对一些甲型流感亚型（H_1N_1）也显示出耐药性。这两种药物具有相同的抗病毒谱、作用机制以及交叉敏感性或对甲型流感病毒的耐药性。

吸入扎那米韦和口服奥司他韦等 NA 抑制剂，对甲型和乙型流感病毒感染都有预防作用。扎那米韦和奥司他韦对大部分毒株能选择性抑制 NA 活性，包括甲型流感病毒金刚烷胺和金刚乙胺耐药株以及自然界所有的 9 个甲型流感病毒的 NA 亚型。口服奥司他韦和吸入扎那米韦在美国和许多其他国家被批准用于流感预防。WHO 存储奥司他韦用于大规模的化学药物预防，以遏制潜在的流感大流行出现。

（九）预防

1.一般预防措施

各种各样预防流感的非药物方法，如社交距离、手部卫生、咳嗽礼仪和口罩等逐步受到关注。手部卫生在预防流感传播的重要性仍有待证明。及时执行多种公共卫生对策包括关闭学校，取消大规模集会，隔离和自愿检疫，似乎可有效降低对社会的影响。节假日与降低季节性流感发病率有关，延长学校关闭时间预计会减少最高侵袭率以及在儿童和成人中累计病例数。国外常考虑将这种干预作为在面对大流行期间高死亡率、社区减灾战略的一部分。

2.药物预防

预防性口服金刚烷胺和金刚乙胺，可防治由甲型流感病毒敏感毒株引起的疾病。在健康的成人和儿童以及医院感染、家庭传播和流感大流行中已证明其疗效。低剂量的金刚烷胺和金刚乙胺（100 mg/d）对青壮年显示出预防作用，金刚乙胺对学龄儿童的预防作用，能显著降低了患甲型流感疾病的风险，也降低了家庭接触感染流感的风险。

奥司他韦剂量为 75 mg/d，每天 1 次，服用 6 周，预防季节性流感的效果对于未接受免疫接种的工作成年人大约为 84%，对免疫过的老年人效果为 89%。当用于家庭接触暴露后预防，每天服用一次奥司他韦，服用 7～10 天，可起 73%～89% 的保护作用。吸入扎那米韦剂量为 10 mg/d，每天 1 次，对预防流感也有很高的保护作用。有报道，扎那米韦比口服金刚乙胺具有更好的预防流感效果。

3.疫苗预防

目前疫苗是福尔马林灭活的全病毒，去垢剂或化学破坏的裂解病毒（亚病毒粒子）或表面抗原纯化制剂。通过使用表达流行株 HA 和 NA 的高产重组病毒，使灭活疫苗的抗原在鸡胚中大量生产。残留鸡蛋白很少引起那些鸡蛋过敏者的即时变态反应，但可能产生其他不利影响。疫苗中 HA 的含量已实现标准化（成人每抗原最低 15 μg）。根据 WHO 全球流感监测网络的流行的流感病毒抗原性数据，流感病毒疫苗组分每半年会更换 1 次。

灭活疫苗在青壮年中具有高度免疫原性，但是在老年人，婴幼儿和慢性疾病或者免疫力抑制人群[包括艾滋病患者、固体器官和骨髓移植者，以及那些接受肿瘤化学治疗（简称化疗）患者]则相对不高。免疫原性在原来流感抗体水平较高的人群中也较低。血清中 HA1 抗体的水平与对流感的预防程度有关。除此之外，肠道免疫能刺激有限的黏膜抗体产生和 CTL 反应。在先前健康的成人，免疫反应诱导的血清 HA1 抗体对同源株的保护水平大概超过 85%。由于 60% 或以下的儿童从未接触过抗原，因此需要在 1 个月内最少接种两剂疫苗。保护性的 HA1 抗体反应经常发生在 10 天内免疫应答的成人，包括心肺疾病者。免疫后的保护期是不确定的，但是对同型病毒一般可以持续 2～3 年。

对疫苗的血清学和 CTL 记忆反应随着年龄增加而下降，在老年人身上经常出现疫苗刺激失败。疫苗的反应能力下降的决定因素是体质虚弱的程度，而不是年龄增长。在老年人中，T 淋巴细胞的应答与疫苗保护的关系，比与抗体水平的关系更密切。当晚期刺激不能增加体弱长者的保护水平，第二剂疫苗或许能改善一些高危人群的免疫原性（比如移植或者化疗患者）。

针对性免疫的人群包括有患与流感相关并发症的高风险人群、与高风险患者密切接触的人群以及向他们传播感染的人群，尤其是医护人员。医护人员免疫可降低院内感染及相关的风险。老人、孕妇和 HIV 感染者也是重要的高风险群体。除此之外，免疫接种对于任何希望减少其患流感风险的人群都是有益的。

第二节　急性气管支气管炎

急性气管支气管炎是由生物、物理、化学刺激或过敏等因素引起的急性气管支气管黏膜的急性炎症。多为散发,年老体弱者易感。临床上主要表现为咳嗽、咳痰,一般为自限性,最终痊愈并恢复功能。

一、病因和发病机制

(一)感染

本病常发生于普通感冒或鼻、咽喉及气管、支气管的其他病毒感染之后,常伴有继发性细菌感染。引起急性支气管炎的病毒主要有腺病毒、冠状病毒、副流感病毒、呼吸道合胞病毒和单纯疱疹病毒,常见的细菌有流感嗜血杆菌、肺炎链球菌,支原体和衣原体也可引起急性感染性支气管炎。

(二)理化因素

各种粉尘、强酸、氨、某些挥发性有机溶剂、氯、硫化氢、二氧化硫及吸烟等均可刺激气管支气管黏膜,引起急性损伤和炎症反应。

(三)变态反应

常见的变应原包括花粉、有机粉尘、真菌孢子、动物皮毛等;寄生虫卵在肺内移行也可以引起气管支气管急性炎症。

二、病理

早期气管、支气管黏膜充血,之后出现黏膜水肿,黏膜下层白细胞浸润,伴有上皮细胞损伤,腺体肥大增生。

三、临床表现

(一)症状

急性起病。开始时表现为干咳,但数小时或数天后出现少量黏痰,随后出现较多的黏液或黏液脓性痰,明显的脓痰则提示合并细菌感染。部分患者有烧灼样胸骨后痛,咳嗽时加重。患者一般全身症状较轻,可有发热。咳嗽、咳痰一般持续2～3周。少数患者病情迁延不愈,可演变成慢性支气管炎。

(二)体征

如无并发症,急性支气管炎几乎无肺部体征,少数患者可能闻及散在干、湿啰音,部位不固定。持续存在的胸部局部体征则提示支气管肺炎的发生。

四、实验室和其他检查

血液白细胞计数多正常。由细菌感染引起者,则白细胞计数及中性粒细胞百分比增高,血沉加快。痰培养可发现致病菌。X线胸片常有肺纹理增强,也可无异常表现。

五、诊断

通常根据症状和体征,结合血象和X线胸片,可做出诊断。痰病毒和细菌检查有助于病因诊断。应注意与流行性感冒、急性上呼吸道感染鉴别。

六、治疗

(一)一般治疗

多休息,发热期间应鼓励患者饮水,一般应达到3~4 L/d。

(二)对症治疗

1.祛痰镇咳

咳嗽无痰或少痰的患者,可给予右美沙芬、喷托维林(咳必清)等镇咳药。有痰而不易咳出的患者,可选用盐酸氨溴索、溴己新(必嗽平)化痰,也可进行雾化吸入。棕色合剂兼有镇咳和化痰两种作用,在临床上较为常用。也可选用中成药镇咳祛痰。

2.退热

发热可用解热镇痛药,如阿司匹林每次口服0.3~0.6 g,3次/天,必要时每4小时1次。或对乙酰氨基酚每次口服0.5~1.0 g,3~4次/天,1天总量不超过2 g。

3.抗菌药物治疗

抗生素只在有细菌感染时使用,可首选新大环内酯类或青霉素类,也可选用头孢菌素类或喹诺酮类。如症状持续、复发或病情异常严重时,应根据痰培养及药敏试验选择抗生素。

七、健康指导

增强体质,预防上呼吸道感染。治理空气污染,改善生活环境。

八、预后和预防

(一)预后

多数患者的预后良好,但少数治疗延误或不当、反复发作的患者,可因病情迁延发展为慢性支气管炎。

(二)预防

避免受凉、劳累,防止上呼吸道感染,避免吸入环境中的变应原,净化环境,防止空气污染,可预防本病的发生;参加适当的体育锻炼,增强体质,提高呼吸道的抵抗力,也可减少本病的发生。

第三节 急性细支气管炎

急性细支气管炎是指管径<2 mm 的细支气管的急性炎症,可以是特发的,但更常见于感染后、药物反应、结缔组织病、吸入毒气烟雾和器官移植等,临床上也称为细支气管综合征。既往急性细支气管炎的命名与分类非常混乱,目前临床上的急性细支气管炎常特指下呼吸道感染后的细支气管炎。

一、分类

按病因分类可分为 4 种。

(一)吸入性损伤

毒气(如氮氧化物)、灰尘、刺激性气体、金属粉尘、有机粉尘、香烟、可卡因、燃烧烟雾。

(二)感染后

1.急性细支气管炎

急性细支气管炎是一种以病毒为主的感染性(后)细支气管炎,多发生于1岁以内的婴幼儿,偶见于年长儿童和成人。

2.闭塞性细支气管炎

单纯疱疹病毒、HIV、巨细胞病毒、风疹病毒、副流感病毒(Ⅲ型)、腺病毒、肺炎衣原体、克雷伯杆菌、流感嗜血杆菌、嗜肺军团菌、黏质沙雷菌、百日咳杆菌、

B组链球菌、新型隐球菌、卡氏肺孢子虫。

(三)药物性

青霉胺、六甲胺、L-色氨酸、白消安、金制剂、头孢菌素、胺碘酮、醋丁洛尔、百草枯中毒。

(四)特发性

1.无诱因

隐源性缩窄性细支气管炎、呼吸性细支气管炎相关间质性肺病、隐源性机化性肺炎、弥漫性泛细支气管炎、肺神经内分泌细胞原发性弥漫性增生。

2.有相关诱因

器官移植相关、结缔组织病相关、阻塞性肺炎、溃疡性结肠炎、慢性嗜酸性粒细胞肺炎、放射性肺炎、吸入性肺炎、恶性组织细胞增生症、急性呼吸窘迫综合征、血管炎和慢性甲状腺炎。根据组织病学则可分为增殖性和缩窄性细支气管炎两类。

本文重点阐述感染后的急性细支气管炎。

二、流行病学

主要侵犯 1 岁以内的婴幼儿(最多的是 6 个月左右)。低社会阶层生活拥挤、热带多雨季节、无母乳喂养或母乳喂养少于 1 个月、年龄低于 12 周、奶瓶喂养、母亲妊娠时嗜烟、早产、患心肺疾病或抵抗力低下等均是疾病发生的易患因素。呼吸道合胞病毒感染后的急性细支气管炎在男性患者的发生率较女性稍高。一般感染后的潜伏期 4~6 天;而病毒可于症状出现前 1~2 天至症状出现后 1~2 周内传播,有时甚至可长至 1 个月。由于感染后自身不能产生永久性免疫抗体,故临床上再感染的发生率极高。

三、病因

呼吸道合胞病毒是最常见的呼吸道感染病原体,其次为副流感病毒 1、2 和 3 型。此外还有腺病毒、鼻病毒、肠道病毒、流感病毒和肺炎支原体等。不同地区中,这些病原体所占比例存在一定差异。儿童中急性细支气管炎约 55% 由呼吸道合胞病毒引起。副流感病毒引起的感染约占 11%,病情多较凶险,病死率高。少见病原体有冠状病毒、风疹病毒、腮腺炎病毒、带状疱疹病毒、A 型流感病毒、鼻病毒和微小病毒。其感染方式多经由打喷嚏或咳嗽的飞沫直接接触到幼儿的脸部,或幼儿接触受到飞沫感染的玩具,再由手经眼睛或鼻腔而传染。成人患者则多于感染肺炎支原体后发生,少数因感染呼吸道合胞病毒或细菌后诱发。

四、发病机制

免疫组织学研究表明,急性细支气管炎是呼吸道合胞病毒感染后诱发 I 型变态反应的结果。初次感染呼吸道合胞病毒后,CD4 和 CD8 淋巴细胞亚群参与和终止病毒的复制过程,以 CD8 细胞起主要作用。IL-4 诱导生成的 IgE 与急性细支气管炎的发生关系密切。急性细支气管炎时体内产生 IL-2 和 IFN-γ 的细胞克隆受抑制,而释放 IL-4 的细胞克隆优先激活,使 IL-4 分泌增加,IL-4 能特异性地诱导 B 细胞合成 IgE,且通过抑制 IFN-γ 产生而促进 IgE 生成。IL-4 和其他淋巴因子还通过激活中性粒细胞和巨噬细胞脱颗粒,从而引发变态反应。血清和支气管分泌液中特异性 IgG 和 IgE 上升导致气道反应性增高。

五、病理改变

病变主要在细支气管,肺泡也可累及。受累上皮细胞纤毛脱落、坏死,继之细胞增生形成无纤毛的扁平或柱状上皮细胞,杯状细胞增多,黏液分泌增加,管壁内淋巴细胞和单核细胞浸润。管腔内充满由纤维素、炎性细胞和脱落的上皮细胞组成的渗出物,使管腔部分或完全阻塞,并可导致小灶性肺萎陷或急性阻塞性肺气肿。细支气管周围有大量炎症细胞浸润,其中绝大多数为单核细胞。黏膜下层和动脉外膜水肿。如病变并不广泛,且其损伤程度不重,炎症消退后,渗出物可被完全吸收或咳出而痊愈。少数患者可因管壁的瘢痕修复,管腔内渗出物发生机化,使细支气管阻塞,形成纤维闭塞性细支气管炎。由于细支管管壁薄,炎症容易扩展累及周围的肺间质和肺泡,导致间质性炎症和渗出液填允肺泡,还可形成细支气管周围炎。

六、病理生理

小支气管和细支气管发生的炎症与一般的炎症相似,但所引起的病理生理改变则非常严重。炎症和水肿易使婴幼儿患者病灶部位的细支气管分泌物引流不畅。坏死物质和纤维蛋白形成的栓子可使细支气管部分或完全阻塞。部分阻塞的管腔远端区域出现过度充气,完全阻塞则导致肺不张。由于细支气管内腔狭窄,尤其是婴幼儿的小气道较成人的明显狭窄,气流阻力增大,气流速度慢,故吸入的微生物易于沉积,加上婴幼儿的特异性和非特异性免疫反应尚未发育成熟,支气管黏膜上的 IgA 水平较低,尚不能起到保护作用,因而在感染呼吸道病毒后较成人更易患细支气管炎。这些病变致气流阻力增加、肺顺应性降低、呼吸频率增快、潮气量下降和通气量降低,加上肺内的气体分布不均和通气/灌注比例不匹配,最终引起低氧血症,甚至发生二氧化碳潴留和高碳酸血症。

七、临床表现

患者临床过程的表现差异很大,且呈动态变化,可出现轻微的呼吸暂停或痰液阻塞,也可表现为严重的呼吸窘迫综合征。最常见的表现为起病急骤,以鼻塞、流涕和打喷嚏为首发的先兆。几天后出现咳嗽、喘息、呼吸增快、心率增快、发热和胸部紧缩感,伴有激惹、呕吐、食欲减退等表现。由于细支气管内腔狭窄,管壁又无软骨支撑,发炎时易于阻塞或闭塞,因此患儿最突出的症状是喘憋性呼吸困难。与普通肺炎相比,其喘憋症状更严重,且出现更早。病情严重时呼吸浅快,伴有呼气性喘鸣,呼吸频率可高达每分钟 60~80 次或更快。缺氧严重时多数患者有明显的"三凹征",鼻翼翕动,烦躁不安和发绀,甚至可出现神志模糊、惊厥和昏迷等脑病征象。由于过度换气及液体摄入不足,部分患者有脱水和酸中毒。肺部体检叩诊呈过清音,听诊呼吸音减低,满布哮鸣音或哨笛音,喘憋减轻时可闻及细湿啰音。心力衰竭者较少见,但有时心动过速可成为最显著的症状。如呼吸困难加重,而相应的肺部听诊阳性体征减少时,提示气道阻塞加重、呼吸肌肉疲劳和呼吸衰竭的发生。

八、诊断

主要依据流行病学资料、患儿年龄及临床表现特征等诊断。在呼吸道分泌物中,特别是鼻分泌物中分离到病毒,可确诊为病毒引起的急性细支气管炎。起病后 3~7 天内可通过组织培养分离出病毒。应用快速病原诊断技术也可在数小时内从呼吸道分泌物中检测出病毒抗原。血清学检查对诊断帮助不大,因为检测恢复期血清需要 2~4 周的时间,且婴幼儿可从母体内获得抗体,对诊断有影响。呼吸窘迫对进食的影响、脱水严重程度以及对治疗的反应等均有助于患者病情严重程度的评估。

(一)实验室检查

血常规检查可出现淋巴细胞升高伴或不伴中性粒细胞升高,C 反应蛋白也可升高,但均对感染诊断的帮助不大。中毒症状明显或体温超过 40 ℃者,尿液或血液细菌培养对是否合并细菌感染有较高的辅助诊断价值。病情严重、出现脱水的患者可有尿素升高和电解质紊乱。动脉血气可提示低氧血症。鼻咽部分泌物病毒免疫荧光检测或 PCR 检测有助于病因的诊断。

(二)影像学表现与肺功能检测

胸部 X 线表现在患者间存在很大的差异,多表现正常或伴有肺纹理增粗及肺过度充气的征象,也可出现亚段肺实变和不张。少数患者表现为结节、网状结节和磨玻璃影等类似间质性肺炎的影像特征。胸部 CT 对于本疾病的诊断价值不高,主要用来排除其他疾病,尤其是支气管扩张。通气/灌注肺扫描的不匹配对诊断有一定的帮助。肺功能可表现为正常或阻塞性通气功能障碍。由于目前肺功能在婴幼儿中检测的研究很少,其应用价值很受限。

(三)病理活检

开胸肺活检是急性细支气管炎诊断的金标准,根据活检的时间,早期多表现为增殖性细支气管炎,晚期则多表现为缩窄性细支气管炎或两者并存。

九、鉴别诊断

许多疾病可引起与细支气管炎相似的呼吸困难和喘息表现,不易鉴别。需鉴别的常见疾病有急性喉气管支气管炎、支气管哮喘、喘息性支气管炎和病毒性肺炎。急性喉气管支气管炎主要表现吸气性困难和特征性哮鸣声。支气管哮喘在婴幼儿期不多见,但其临床表现可类似于急性细支气管炎。患儿可有家族过敏史、肾上腺素能受体激动剂或氨茶碱治疗后症状迅速缓解等,可以此鉴别。喘息性支气管炎与轻症急性细支气管炎有时不易区别,鉴别要点为前者无明显的肺气肿存在,咳喘不严重,亦无中毒症状,且可反复发作。腺病毒性肺炎也可有明显的中毒症状,但病程较长,喘憋出现晚,肺炎体征较明显,X 线胸片上可见大片融合灶。此外,喘憋患者尚需与胃液反流、气道异物阻塞、咽后壁脓肿等鉴别。大部分患者可出现发热,但一般为低热,如体温大于 40 ℃时应注意考虑其他诊断的可能。

十、治疗

(一)氧疗

急性细支气管炎导致的气道阻塞明显时可发生通气/灌注异常,引起婴幼儿缺氧。如血氧饱和度(SaO_2)低于 90% 时,应给予低浓度氧疗。可经头罩或氧气帐给予温暖、微湿的氧气,以保持 SaO_2 在 93%～95%。

(二)注意液体出入量的平衡

因患者呼吸急促使不显性失水增加,故应少量多次喝水。对于奶瓶喂养或不能进食者,先予胃管置入进食;重症者应积极静脉补液。脱水的纠正有利于气道阻塞的改善。

(三)抗病毒治疗

尽管目前抗病毒药物利巴韦林已常用于治疗呼吸道合胞病毒引起的细支气管炎,但并没有循证依据的证实,甚至有研究提示对患者可能有害,因此不建议常规使用。临床上常用剂量 0.8 mg/(kg·h),每天雾化 12～18 小时,连续 3～5 天。如通过机械通气给予利巴韦林雾化吸入时,需特别注意避免呼吸阀阻塞。

(四)支气管扩张剂

应用支气管扩张剂治疗仍有争议,大多数研究认为患儿气道阻塞的主要原因是病毒感染引起的炎症,而支气管平滑肌收缩对气道阻塞不起主要作用,因此 β-肾上腺素能药物等对肺功能的改善无益,因此不建议作为常规治疗。也有少数研究提示口服或雾化吸入支气管舒张剂可减轻气道阻力。但须注意雾化给药时的气体温度,以免造成支气管狭窄加重。

(五)抗感染治疗

糖皮质激素对病毒性急性细支气管炎的帮助有限,对住院日数、肺功能及临床表现改善也不大。有关孟鲁司特的研究结果也提示不能改善患者的病情。但近年来有研究认为细支气管炎后持续喘息的患儿雾化吸入肾上腺皮质激素有一定的短期疗效。

(六)重症患者的治疗

如患者在高浓度吸氧下仍无法维持 SaO_2 超过 92%,呼吸状态恶化或出现呼吸肌肉疲劳,呼吸暂停发生频率增多时需入住重症监护室,必要时给予机械通气治疗,个别的病情严重患者可考虑肺移植。

十一、预后与预防

大多数患者可于病后几天至几周内开始康复,之后是否更易发展为支气管哮喘或 COPD 尚缺乏相关研究结果。少数感染腺病毒的患者在成年后可发展为 Swyer-James(Mac-Leod)综合征。通过积极的预防措施可减少该病的发生与传播:①合理的母乳喂养,增强体质和机体对环境适应力;②父母双亲的戒烟;③注意手卫生、定时清洗玩具、用酒精清除污物等可减少和避免病毒的传播,婴幼儿亦应避免与呼吸道患者接触以减少感染的机会;④对于支气管肺发育不全、早产或心功能不全者可给予呼吸道合胞病毒单抗治疗,预防疾病发生。

第四节　肺炎球菌肺炎

一、定义

肺炎球菌肺炎是由肺炎链球菌感染引起的急性肺部炎症,为社区获得性肺炎中最常见的细菌性肺炎。起病急骤,临床以高热、寒战、咳嗽、血痰及胸痛为特征,病理为肺叶或肺段的急性表现。近来,因抗生素的广泛应用,典型临床和病理表现已不多见。

二、病因

致病菌为肺炎球菌,革兰阳性,有荚膜,复合多聚糖荚膜共有 86 个血清型。成人致病菌多为 1 型、5 型。为口咽部定植菌,不产生毒素(除Ⅲ型),主要靠荚膜对组织的侵袭作用而引起组织的炎性反应,通常在机体免疫功能低下时致病。冬春季因带菌率较高(40％～70％)为本病多发季节。青壮年男性或老幼多见。长期卧床、心力衰竭、昏迷和手术后等易发生肺炎球菌性肺炎。常见诱因有病毒性上呼吸道感染史或受寒、酗酒、疲劳等。

三、诊断

(一)临床表现

因患者年龄、基础疾病及有无并发症,就诊是否使用过抗生素等影响因素,临床表现差别较大。

(1)起病:多急骤,短时寒战继之出现高热,呈稽留热型,肌肉酸痛及全身不适,部分患者体温低于正常。

(2)呼吸道症状:起病数小时即可出现,初起为干咳,继之咳嗽,咳黏性痰,典型者痰呈铁锈色,累及胸膜可有针刺样胸痛,下叶肺炎累及膈胸膜时疼痛可放射至上腹部。

(3)其他系统症状:食欲缺乏、恶心、呕吐以及急腹症消化道状。老年人精神萎靡、头痛,意识朦胧等。部分严重感染的患者可发生周围循环衰竭,甚至早期出现休克。

(4)体检:急性病容,呼吸急促,体温达 39～40 ℃,口唇单纯疱疹,可有发绀及巩膜黄染,肺部听诊为实变体征或可听到啰音,累及胸膜时可有胸膜摩擦音甚至胸腔积液体征。

(5)合并症及肺外感染表现。①脓胸(5%~10%):治疗过程中又出现体温升高、白细胞计数增高时,要警惕并发脓胸和肺脓肿的可能。②脑膜炎:可出现神经症状或神志改变。③心肌炎或心内膜炎:心率快,出现各种心律失常或心脏杂音,脾大,心力衰竭。

(6)败血症或毒血症(15%~75%):可出现皮肤、黏膜出血点,巩膜黄染。

(7)感染性休克:表现为周围循环衰竭,如血压降低、四肢厥冷、心动过速等,个别患者起病既表现为休克而呼吸道症状并不明显。

(8)麻痹性肠梗阻。

(9)罕见 DIC、ARDS。

(二)实验室检查

1.血常规

白细胞计数(10~30)×10⁹/L,中型粒细胞增多 80%以上,分类核左移并可见中毒颗粒。酒精中毒、免疫力低下及年老体弱者白细胞总数可正常或减少,提示预后较差。

2.病原体检查

(1)痰涂片及荚膜染色镜检,可见革兰染色阳性双球菌,2~3 次痰检为同一细菌有意义。

(2)痰培养加药敏可助确定菌属并指导有效抗生素的使用,干咳无痰者可做高渗盐水雾化吸入导痰。

(3)血培养致病菌阳性者,可做药敏试验。

(4)脓胸者应做胸腔积液菌培养。

(5)对重症或疑难病例,有条件时可采用下呼吸道直接采样法做病原学诊断。如防污染毛刷采样(PSB)、防污染支气管-肺泡灌洗(PBAL)、经胸壁穿刺肺吸引(LA)、环甲膜穿刺经气管引(TTA)。

(三)胸部 X 线

(1)早期病变肺段纹理增粗、稍模糊。

(2)典型表现为大叶性、肺段或亚肺段分布的浸润、实变阴影,可见支气管气道征及肋膈角变钝。

(3)病变吸收较快时可出现浓淡不均假空洞征。

(4)吸收较慢时可出现机化性肺炎。

(5)老年人、婴儿多表现为支气管肺炎。

四、鉴别诊断

(一)干酪样肺炎

常有结核中毒症状,胸部 X 线表现肺实变、消散慢,病灶多在肺尖或锁骨下、下叶后段或下叶背段,新旧不一、有钙化点、易形成空洞并肺内播散。痰抗酸菌染色可发现结核菌,PPD 试验常阳性,青霉素 G 治疗无效。

(二)其他病原体所致肺炎

(1)多为院内感染,金黄色葡萄球菌肺炎和克雷伯菌肺炎的病情通常较重。

(2)多有基础疾病。

(3)痰或血的细菌培养阳性可鉴别。

(三)急性肺脓肿

早期临床症状相似,病情进展可出现大量脓臭痰,查痰菌多为金黄色葡萄球菌、克雷伯菌、革兰阴性杆菌、厌氧菌等。胸部 X 线可见空洞及液平。

(四)肺癌伴阻塞性肺炎

常有长期吸烟史、刺激性干咳和痰中带血史,无明显急性感染中毒症状;痰脱落细胞可阳性;症状反复出现;可发现肺肿块、肺不张或肿大的肺门淋巴结;胸部 CT 及支气管镜检查可帮助鉴别。

(五)其他

ARDS、肺梗死、放射性肺炎和胸膜炎等。

五、治疗

(一)抗菌药物治疗

首先应给予经验性抗生素治疗,然后根据细菌培养结果进行调整。经治疗不好转者,应再次复查病原学及药物敏感试验进一步调整治疗方案。

1.轻症患者

(1)首选青霉素:青霉素每天 240 万 U,分 3 次肌内注射。或普鲁卡因青霉素每天 120 万 U,分 2 次肌内注射,疗程 5～7 天。

(2)青霉素过敏者:可选用大环内酯类。红霉素每天 2 g,分 4 次口服,或红霉素每天 1.5 g 分次静脉滴注;或罗红霉素每天 0.3 g,分 2 次口服或林可霉素每天 2 g,肌内注射或静脉滴注;或克林霉素每天 0.6～1.8 g,分 2 次肌内注射,或克林霉素每天 1.8～2.4 g 分次静脉滴注。

2.较重症患者

青霉素每天 120 万 U,分 2 次肌内注射,加用丁胺卡那每天 0.4 g 分次肌内注射;或红霉素每天 1.0～2.0 g,分 2～3 次静脉滴注;或克林霉素每天 0.6～1.8 g,分 3～4 次静脉滴注;或头孢塞吩钠(头孢菌素Ⅰ)每天 2～4 g,分 3 次静脉注射。

疗程 2 周或体温下降 3 天后改口服。老人、有基础疾病者可适当延长。8%～15%青霉素过敏者对头孢菌素类有交叉过敏应慎用。如为青霉素速发性变态反应则禁用头孢菌素。如青霉素皮试阳性而头孢菌素皮试阴性者可用。

3.重症或有并发症患者(如胸膜炎)

青霉素每天 1 000 万～3 000 万 U,分 4 次静脉滴注;头孢唑啉钠(头孢菌素Ⅴ),每天 2～4 g 2 次静脉注射。

4.极重症者如并发脑膜炎

头孢曲松每天 1～2 g 分次静脉滴注;碳青霉素烯类如亚胺培南-西司他丁(泰能)每天 2 g,分次静脉滴注;或万古霉素每天 1～2 g,分次静脉滴注并加用第3 代头孢菌素;或亚胺培南加第 3 代头孢菌素。

5.耐青霉素肺炎链球菌感染者

近来,耐青霉素肺炎链球菌感染不断增多,通常最小抑制浓度(MIC)≥1.0 mg/L 为中度耐药,MIC≥2.0 mg/L 为高度耐药。临床上可选用以下抗生素:克林霉素每天 0.6～1.8 g 分次静脉滴注;或万古霉素每天 1～2 g 分次静脉滴注;或头孢曲松每天 1～2 g 分次静脉滴注;或头孢噻肟每天 2～6 g 分次静脉滴注;或氨苄西林/舒巴坦、替卡西林/棒酸、阿莫西林/棒酸。

(二)支持疗法

包括卧床休息、维持液体和电解质平衡等。应根据病情及检查结果决定补液种类。给予足够热量以及蛋白和维生素。

(三)对症治疗

胸痛者止痛;刺激性咳嗽可给予可卡因,止咳祛痰可用氯化铵或棕色合剂,痰多者禁用止咳剂;发热物理降温,不用解热药;呼吸困难者鼻导管吸氧。烦躁、谵妄者服用安定 5 mg 或水合氯醛 1～1.5 g 灌肠,慎用巴比妥类。鼓肠者给予缸管排气,胃扩张给予胃肠减压。

(四)并发症的处理

(1)呼吸衰竭:机械通气、支持治疗(面罩、气管插管、气管切开)。

(2)脓胸：穿刺抽液必要时肋间引流。

(五)感染性休克的治疗

1.补充血容量

右旋糖酐-40 和平衡盐液静脉滴注，以维持收缩压 12.0～13.3 kPa（90～100 mmHg）。脉压＞4.0 kPa（30 mmHg），尿量＞30 mL/h，中心静脉压 0.6～1.0 kPa（4.4～7.4 mmHg）。

2.血管活性药物的应用

输液中加入血管活性药物以维持收缩压 12.0～13.3 kPa（90～100 mmHg）。为升高血压的同时保证和调节组织血流灌注，近年来主张血管活性药物为主，配合收缩性药物，常用的有多巴胺、间羟胺、去甲肾上腺素和山莨菪碱等。

3.控制感染

及时、有效地控制感染是治疗中的关键。要及时选择足量、有效的抗生素静脉并联合给药。

4.糖皮质激素的应用

病情或中毒症状重及上述治疗血压不恢复者，在使用足量抗生素的基础上可给予氢化可的松 100～200 mg 或地塞米松 5～10 mg 静脉滴注，病情好转立即停药。

5.纠正水、电解质和酸碱平衡紊乱

严密监测血压、心率、中心静脉压、血气、水、电解质变化，及时纠正。

6.纠正心力衰竭

严密监测血压、心率、中心静脉压、意识及末梢循环状态，及时给予利尿及强心药物，并改善冠状动脉供血。

第五节　葡萄球菌肺炎

一、定义

葡萄球菌肺炎是致病性葡萄球菌引起的急性化脓性肺部炎症，主要为原发性（吸入性）金黄色葡萄球菌肺炎和继发性（血源性）金黄色葡萄球菌肺炎。临床上化脓坏死倾向明显，病情严重，细菌耐药率高，预后多较凶险。

二、易感人群和传播途径

多见于儿童和年老体弱者,尤其是长期应用糖皮质激素、抗肿瘤药物及其他免疫抑制剂者,慢性消耗性疾病患者,如糖尿病、恶性肿瘤、再生障碍性贫血、严重肝病、急性呼吸道感染和长期应用抗生素的患者。金黄色葡萄球菌肺炎的传染源主要有葡萄球菌感染病灶,特别是感染医院内耐药菌株的患者,其次为带菌者。主要通过接触和空气传播,医务人员的手、诊疗器械、患者的生物用品及铺床、换被褥都可能是院内交叉感染的主要途径。细菌可以通过呼吸道吸入或血源播散导致肺炎。目前因介入治疗的广泛开展和各种导管的应用,为表皮葡萄球菌的入侵提供了更多的机会,其在院内感染性肺炎中的比例也在提高。

三、病因

葡萄球菌为革兰阳性球菌,兼性厌氧,分为金黄色葡萄球菌、表皮葡萄球菌、腐生葡萄球菌,其中金黄色葡萄球菌致病性最强。血浆凝固酶可以使纤维蛋白原转变成纤维蛋白,后者包绕于菌体表面,从而逃避白细胞的吞噬,与细菌的致病性密切相关。凝固酶阳性的细菌,如金黄色葡萄球菌;凝固酶阴性的细菌,如表皮葡萄球菌、腐生葡萄球菌。但抗甲氧西林金黄色葡萄球菌(MRSA)和抗甲氧西林凝固酶阴性葡萄球菌(MRSCN)的感染日益增多,同时对多种抗生素耐药,包括喹诺酮类、大环内酯类、四环素类、氨基糖苷类等。近年来,国外还出现了耐万古霉素金黄色葡萄球菌(VRSA)的报道。目前 MRSA 分为两类,分别是医院获得性 MRSA(HA-MRSA)和社区获得性 MRSA(CA-MRSA)。

四、诊断

(一)临床表现

(1)多数急性起病,血行播散者常有皮肤疖痈史,皮肤黏膜烧伤、裂伤、破损,一些患者有金黄色葡萄球菌败血症病史,部分患者找不到原发灶。

(2)通常全身中毒症状突出,衰弱、乏力、大汗、全身关节肌肉酸痛、急起高热、寒战、咳嗽、由咳黄脓痰演变为脓血痰或粉红色乳样痰、无臭味儿、胸痛和呼吸困难进行性加重、发绀,重者甚至出现呼吸窘迫及血压下降、少尿等末梢循环衰竭的表现。少部分患者肺炎症状不典型,可亚急性起病。

(3)血行播散引起者早期以中毒性表现为主,呼吸道症状不明显。有时虽无严重的呼吸系统症状和高热,而患者已发生中毒性休克,出现少尿、血压下降。

(4)早期呼吸道体征轻微与其严重的全身中毒症状不相称是其特点之一,不同病情及病期体征不同,典型大片实变少见,如有则病侧呼吸运动减弱,局部叩诊浊音,可闻及管样呼吸音。有时可闻及湿啰音,双侧或单侧。合并脓胸、脓气胸时,视程度不同可有相应的体征。部分患者可有肺外感染灶、皮疹等。

(5)社区获得性肺炎中,若出现以下情况需要高度怀疑 CA-MRSA 的可能:流感样前驱症状;严重的呼吸道症状伴迅速进展的肺炎,并发展为 ARDS;体温超过 39 ℃;咯血;低血压;白细胞计数降低;X 线显示多叶浸润阴影伴空洞;近期接触 CA-MRSA 的患者;属于 CA-MRSA 寄殖群体;近 6 个月来家庭成员中有皮肤脓肿或疖肿的病史。

(二)实验室及辅助检查

外周血白细胞在 $20 \times 10^9/L$ 左右,可高达 $50 \times 10^9/L$,重症者白细胞可低于正常。中性粒细胞数增高,有中毒颗粒、核左移现象。血行播散者血培养阳性率可达 50%。原发吸入者阳性率低。痰涂片革兰染色可见大量成堆的葡萄球菌和脓细胞,白细胞内见到球菌有诊断价值。普通痰培养阳性有助于诊断,但有假阳性,通过保护性毛刷采样定量培养,细菌数量 $> 10^3$ cfu/mL 时几乎没有假阳性。

血清胞壁酸抗体测定对早期诊断有帮助,血清滴度 $\geqslant 1 : 4$ 为阳性,特异性较高。

(三)影像学检查

肺浸润、肺脓肿、肺气囊肿和脓胸、脓气胸是金黄色葡萄球菌感染的四大X 线征象,在不同类型和不同病期以不同的组合表现。早期病变发展,金黄色葡萄球菌最常见的胸片异常是支气管肺炎伴或不伴脓肿形成或胸腔积液。原发性感染者早期胸部 X 线表现为大片絮状、密度不均的阴影,可呈节段或大叶分布,也呈小叶样浸润,病变短期内变化大,可出现空洞或蜂窝状透亮区,或在阴影周围出现大小不等的气肿大泡。血源性感染者的胸部 X 线表现呈两肺多发斑片状或团块状阴影或多发性小液平空洞。

五、鉴别诊断

(一)其他细菌性肺炎

如流感嗜血杆菌、克雷伯菌、肺炎链球菌引起的肺炎,典型者可通过发病年龄、起病急缓、痰的颜色、痰涂片、胸部 X 线等检查加以初步鉴别。各型不典型肺炎的临床鉴别较困难,最终的鉴别均需病原学检查。

(二)肺结核

上叶金黄色葡萄球菌肺炎易与肺结核混淆,尤其是干酪性肺炎,也有高热、畏寒、大汗、咳嗽、胸痛,X线胸片也有相似之处,还应与发生在下叶的不典型肺结核鉴别,通过仔细询问病史及相关的实验室检查大多可以区别,还可以观察治疗反应帮助诊断。

六、治疗

(一)对症治疗

休息、祛痰、吸氧、物理或化学降温、合理饮食、防止脱水和电解质紊乱,保护重要脏器功能。

(二)抗菌治疗

1.经验性治疗

治疗的关键是尽早选用敏感且有效的抗生素,防止并发症。可根据金黄色葡萄球菌感染的来源(社区还是医院)和本地区近期药敏资料选择抗生素。社区获得性感染考虑为金黄色葡萄球菌感染,不宜选用青霉素,应选用苯唑西林和头孢唑林等第一代头孢菌素,若效果欠佳,在进一步病原学检查时可换用糖肽类抗生素治疗。怀疑医院获得性金黄色葡萄球菌肺炎,则首选糖肽类抗生素。经验性治疗中,尽可能获得病原学结果,根据药敏结果修改治疗方案。

2.针对病原菌治疗

治疗应依据痰培养及药物敏感试验结果选择抗生素。对青霉素敏感株,首选大剂量青霉素治疗,过敏者,可选大环内酯类、克林霉素、半合成四环素类、磺胺甲噁唑或第一代头孢菌素。甲氧西林敏感的产青霉素酶菌仍以耐酶半合成青霉素治疗为主,如甲氧西林、苯唑西林、氯唑西林,也可选头孢菌素(第一代或第二代头孢菌素)。对 MRSA 和 MRSCN 首选糖肽类抗生素:①万古霉素,$1\sim2$ g/d,(或去甲万古霉素1.6 g/d),但要将其血药浓度控制在 20 μg/mL 以下,防止其耳、肾毒性的发生。②替考拉宁,0.4 g,首3剂每12小时1次,以后维持剂量为 0.4 g/d,肾功能不全者应调整剂量。疗程不少于3周。MRSA、MRSCN还可选择利奈唑胺,(静脉或口服)1次600 mg,每12小时1次,疗程10~14天。

(三)治疗并发症

如并发脓胸或脓气胸时可行闭式引流,抗感染时间可延至8~12周。合并脑膜炎时,最好选用脂溶性强的抗生素,如头孢他啶、头孢哌酮、万古霉素及阿米卡星等,疗程要长。

(四)其他治疗

避免应用可导致白细胞减少的药物和糖皮质激素。

第六节　肺炎克雷伯菌肺炎

一、概述

肺炎克雷伯菌肺炎(旧称肺炎杆菌肺炎)是最早被认识的革兰阴性杆菌肺炎,并且仍居当今社区获得性革兰阴性杆菌肺炎的首位,医院获得性革兰阴性杆菌肺炎的第二或第三位。肺炎克雷伯菌是克雷伯菌属最常见菌种,约占临床分离株的95%。肺炎克雷伯菌又分肺炎、臭鼻和鼻硬结3个亚种,其中又以肺炎克雷伯菌肺炎亚种最常见。根据荚膜抗原成分的不同,肺炎克雷伯菌分78个血清型,引起肺炎者以1～6型为多。由于抗生素的广泛应用,20世纪80年代以来肺炎克雷伯菌耐药率明显增加,特别是它产生超广谱β-内酰胺酶(ESBLs),能水解所有第3代头孢菌素和单酰胺类抗生素。目前不少报道肺炎克雷伯菌中产ESBLs比率高达30%～40%,并可引起医院感染暴发流行,正受到密切关注。该病好发于原有慢性肺部疾病、糖尿病、手术后和酒精中毒者,以中老年为多见。

二、诊断

(一)临床表现

多数患者起病突然,部分患者可有上呼吸道感染的前驱症状。主要症状为寒战、高热、咳嗽、咳痰、胸痛、呼吸困难和全身衰弱等。痰色如砖红色,被认为是该病的特征性表现,可惜临床上甚为少见;有的患者咳痰呈铁锈色,或痰带血丝,或伴明显咯血。体检患者呈急性病容,常有呼吸困难和发绀,严重者有全身衰竭、休克和黄疸。肺叶实变期可发生相应实变体征,并常闻及湿啰音。

(二)辅助检查

1.一般实验室检查

周围血白细胞总数和中性粒细胞比例增加,核型左移。若白细胞不高或反见减少,提示预后不良。

2.细菌学检查

经筛选的合格痰标本(鳞状上皮细胞<10个/低倍视野或白细胞>25个/低倍视野),或下呼吸道防污染标本培养分离到肺炎克雷伯菌,且达到规定浓度(痰培养菌量≥10^6 cfu/mL、防污染样本毛刷标本菌是≥10^3 cfu/mL),可以确诊。据报道20%～60%病例血培养阳性,更具有诊断价值。

3.影像学检查

X线征象,包括大叶实变、小叶浸润和脓肿形成。右上叶实变时重而黏稠的炎性渗出物,使叶间裂呈弧形下坠是肺炎克雷伯肺炎具有诊断价值的征象,但是并不常见。在慢性肺部疾病和免疫功能受损患者,患该病时大多表现为支气管肺炎。

三、鉴别诊断

该病应与各类肺炎包括肺结核相鉴别,主要依据病原体检查,并结合临床做出判别。

四、治疗

(一)一般治疗

与其他细菌性肺炎治疗相同。

(二)抗菌治疗

轻、中症患者最初经验性抗菌治疗,应选用β-内酰胺类联合氨基糖苷类抗生素,然后根据药敏试验结果进行调整。若属产 ESBLs 菌株,或既往常应用第3代头孢菌素治疗或在 ESBLs 流行率高的病区(包括 ICU)或临床重症患者最初经验性治疗应选择碳青霉烯类抗生素(亚胺培南或美罗培南),因为目前仅有该类抗生素对 ESBLs 保持高度稳定,没有耐药。哌拉西林/三唑巴坦、头孢吡肟对部分 ESBLs 菌株体外有效,还有待积累更多经验。

第二章

肺血管疾病

第一节 肺 栓 塞

一、病因及发病机制

肺栓塞（pulmonary embolism，PE）是以各种栓子堵塞肺动脉系统为其发病原因的一组疾病或临床综合征的总称，包括肺血栓栓塞症，脂肪栓塞综合征，空气栓塞等。而肺血栓栓塞症为肺栓塞的最常见类型，占肺栓塞的绝大多数，本节所称的肺栓塞即指肺血栓栓塞症。在欧美国家肺栓塞的发病率很高，美国每年大约有65万的新发患者，国内关于肺栓塞发病率的流行病学资料尚不完备，但近年肺栓塞的发病有明显增多的趋势，有一种说法，肺栓塞的发病率是急性心肌梗死发病率的一半，说明肺栓塞并不是一种少见病，应该引起足够的重视。

绝大多数患者存在肺栓塞的易发因素，仅6%找不到诱因。

(一)血栓形成

肺栓塞常常是静脉系统的血栓堵塞肺动脉所引起的疾病，栓子通常来源于深静脉。据统计，有静脉血栓的患者，肺栓塞的发生率为52%～79.4%。在肺栓塞的血栓中，90%来自下腔静脉系统，而来自上腔静脉和右心者仅占10%。静脉血栓的好发部位是静脉瓣和静脉窦，特别是深静脉，如腓静脉、髂静脉、股静脉、盆腔静脉丛等。静脉血栓形成的原因可能与血流淤滞、血液高凝状态和静脉内皮损伤等因素有关。因此，创伤、手术、长期卧床、静脉曲张和静脉炎、肥胖、糖尿病、长期口服避孕药物或其他引起凝血机制亢进的因素，容易诱发静脉血栓的形成。静脉血栓脱落的原因不十分清楚，可能与静脉内压力急剧升高或静脉血流突然增多等有关。血栓性静脉炎在活动期，栓子比较松软，易于脱落。脱落的血栓迅速通过大静脉、右心到达肺动脉，而发生肺栓塞。

(二)心肺疾病

心肺疾病是肺动脉栓塞的主要危险因素。在肺栓塞患者中约有40%合并有心肺疾病,特别是心房纤颤、心力衰竭和亚急性细菌性心内膜炎者发病率较高。风湿性心脏病、动脉硬化性心脏病、肺源性心脏病也容易合并肺栓塞。栓子的来源以右心腔血栓最多见,少数也来源于静脉系统。

(三)肿瘤

恶性肿瘤患者易并发肺栓塞的原因可能与凝血机制异常有关。胰腺、肺、胃肠、泌尿系统肿瘤均易合并肺栓塞。肺栓塞有时先于肿瘤的发现,成为肿瘤存在的信号。

(四)妊娠和分娩

孕妇肺栓塞的发生率比同龄未孕妇高7倍,尤以产后和剖宫产术后发生率最高。妊娠时腹腔内压增加和激素松弛血管平滑肌及盆腔静脉受压可引起静脉血流缓慢,改变血液流变学特性,加重静脉血栓形成。此外,妊娠期凝血因子和血小板增加,血浆素原-血浆素溶解系统活性降低。这些改变对血栓形成起到了促进作用。

(五)其他

大面积烧伤和软组织创伤也可并发肺栓塞,可能因受伤组织释放的某些物质损伤肺血管内皮,引起了多发性肺微血栓形成。没有明显的促发因素时,还应考虑到遗传性抗凝血素减少或纤维蛋白溶酶原激活抑制剂增加等因素。

二、临床表现及特征

肺栓塞的临床表现多种多样,主要取决于栓子的大小、堵塞的肺段数、发生的速度,及患者基础的心肺功能储备状况。肺栓塞包括以下几种类型。①猝死型:在发病后1小时内死亡,系有大块血栓堵塞肺动脉,出现所谓"断流"征,使血液循环难以维持所致。②急性肺心病型:突然发生呼吸困难,有濒死感,低血压、休克、发绀、肢端湿冷、右心衰竭。③肺梗死型:突然气短、胸痛、咯血及胸膜摩擦音或胸腔积液。④不能解释的呼吸困难:栓塞面积相对较小,无效腔增加。⑤慢性栓塞性肺动脉高压:起病缓慢,发现较晚,主要表现为肺动脉高压,右心功能不全,病情呈持续性、进行性。

（一）症状

1.呼吸困难

占80％～90％,为肺栓塞最常见的症状,表现为活动后呼吸困难,在肺栓塞面积较小时,活动后呼吸困难可能是肺栓塞的唯一的症状。

2.胸痛

占65％～88％,为胸膜痛或心绞痛的表现。胸膜痛提示可能有肺梗死存在。而当有较大的栓子栓塞时,可出现剧烈的胸骨后疼痛,向肩及胸部放散,酷似心绞痛发作。

3.咳嗽

20％～37％的患者出现干咳,或有少量白痰,有时伴有喘息。

4.咯血

一般为小量的鲜红色血,数天后可变成暗红色,发生率为25％～30％。

5.晕厥

占13％左右,系由大面积肺栓塞引起的脑供血不足,也可能是慢性栓塞性肺动脉高压的唯一或最早出现的症状,常伴有低血压、右心衰竭和低氧血症。

6.其他

约有半数患者出现惊恐,发生原因不明,可能与胸痛或低氧血症有关。巨大肺栓塞时可引起休克,常伴有烦躁、恶心、呕吐、出冷汗等。有典型肺梗死的胸膜性疼痛、呼吸困难和咯血三联征者不足1/3。

（二）体征

没有特异性提示肺栓塞的阳性体征,因而经常将肺栓塞的阳性体征误认为是其他心肺疾病的体征。

1.一般体征

约半数患者出现发热,为肺梗死或肺出血、血管炎引起,多为低热,可持续1周左右,如果合并肺部感染时也可以出现高热;70％的患者出现呼吸急促;由于肺内分流可以出现发绀;40％有心动过速;当有大块肺栓塞时可出现低血压。

2.呼吸系统

当出现一侧肺叶或全肺栓塞时,可出现气管向患侧移位,叩诊浊音,肺部可听到哮鸣音和干湿啰音及肺血管杂音,发生肺梗死时,部分患者可出现胸膜摩擦音,以及胸腔积液的相应体征。

3.心脏血管系统

可以出现肺动脉高压及右心功能不全的相应体征,如肺动脉瓣区第二音亢进($P_2 > A_2$);肺动脉瓣区及三尖瓣区可闻及收缩期反流性杂音,也可听到右心房性奔马律和室性奔马律。右心衰竭时可出现颈静脉充盈、搏动增强,第二心音变为正常或呈固定性分裂,肝脏增大、肝颈静脉回流征阳性和下肢水肿。

下肢深静脉血栓的检出对肺栓塞有重要的临床意义。双下肢检查常见单侧或双侧肿胀,多不对称,常伴有压痛、浅静脉曲张,病史长者可出现色素沉着。

(三)辅助检查

1.实验室检查

(1)血常规:白细胞数增多,但很少超过 $1.5 \times 10^9/L$。

(2)血沉增快。

(3)血清胆红素增高,以间接胆红素升高为主。

(4)血清酶学(包括乳酸脱氢酶、AST 等)同步增高,但肌酸磷酸激酶(CPK)不高。

(5)D-二聚体(D-Dimer,DD):为特异性的纤维蛋白降解产物。D-二聚体敏感性和特异性取决于所用的检测方法。用酶联免疫吸附法(ELISA)检测证明诊断肺栓塞的敏感性为 97%。通常以 $500~\mu g/L$ 作为分界值,当 DD 低于此值时可以除外肺栓塞或深部静脉血栓(DVT)。但是,DD 的检测存在假阳性结果,在其他如感染和恶性肿瘤等病理状态下,DD 也可以升高。用 DD 诊断肺栓塞的特异性仅为 45%,因此,DD 只能用来作为除外肺栓塞的指标,而不能作为肺栓塞或DVT 的确诊指标。

(6)血气检查:患者可出现低氧血症和低碳酸血症,肺泡动脉氧分压差[$P_{(A-a)}$$O_2$]增加,但血气正常也不能排除肺栓塞。当 $PaO_2 < 6.7~kPa(50~mmHg)$时,提示肺栓塞面积较大。$P_{(A-a)}O_2$ 的计算公式为:$P_{(A-a)}O_2 = 150 - 1.5 \times PaCO_2 - PaO_2$,正常值为 $0.7 \sim 2.0~kPa(5 \sim 15~mmHg)$。

2.特殊检查

(1)心电图:心电图的常见表现为动态出现 $S_I Q_{III} T_{III}$ 征(即肢体导联 I 导出现 S 波,III 导出现 Q 波和 T 波倒置)及 $V_{1,2}$ T 波倒置、肺性 P 波及完全或不完全性右束支传导阻滞。

(2)胸部 X 线检查:常见 X 线征象为栓塞区域的肺纹理减少及局限性透过度增加。肺梗死时可见肺梗死阴影,多呈楔形,凸向肺门,底边朝向胸膜,也可呈带状、球状、半球状及肺不张影。另外可以出现肺动脉高压征,即右下肺动脉干增粗及残根现象。急性肺心病时可见右心增大征。

(3)放射性核素肺扫描:是安全、无创的肺栓塞的诊断方法。肺栓塞者肺灌注扫描的典型表现是呈肺段分布的灌注缺损。肺灌注扫描的敏感性高,一般内径大于 3 mm 的肺血管堵塞时,肺扫描的结果可全部异常。然而,肺灌注扫描的特异性不高,许多疾病也可引起肺灌注缺损,导致假阳性的结果。另外,对于小血管的栓塞,肺灌注扫描也可出现假阴性的结果。因而,必须结合临床,才能对缺损的意义做出全面的判断,提高诊断的准确性。为提高肺栓塞的诊断率,可将肺通气扫描和灌注扫描结合分析,如果通气扫描正常而灌注扫描呈典型改变,可诊断肺栓塞;如肺扫描既无通气区,也无血流灌注,可见于肺梗死和其他任何肺脏本身的疾病,如需进一步明确肺梗死诊断时,可行肺动脉造影检查。

(4)心脏超声检查:对于肺栓塞,超声诊断的直接依据是检出肺动脉内栓子。位于主肺动脉或左右肺动脉内的血栓可被超声检出,对于存在左右肺动脉以远的血栓则无法显示。超声检查主要通过检出肺栓塞所造成的血流动力学改变提供诊断信息。急性肺栓塞通常有以下发现。①心腔内径及容量改变:右心增大尤以右心室增大显著,发生率在 $67\%\sim100\%$,左心室减小,RV/LV 的比值明显增大,该比值越高,提示肺血管床减少的面积越大;②室间隔运动异常:表现为与左心室后壁的同向运动,并随着呼吸的加深变化幅度增大;③三尖瓣环扩张伴少至中量的三尖瓣反流;④肺动脉高压,如患者既往无肺部疾病史,出现急性心肺功能异常时,检出上述异常应高度怀疑急性肺栓塞。

(5)CT 及 MRI 检查:螺旋 CT 可直接显示肺血管,属于非创伤性检查,比经食管和经胸部的超声心动图具有更高的敏感性和特异性,目前正日益普及。其诊断段或以上的肺动脉栓塞的敏感性为 $75\%\sim100\%$,特异性为 $76\%\sim100\%$。但尚不能可靠地诊断段以下的肺动脉栓塞。直接征象可见肺动脉半月形或环形充盈缺损或完全梗阻,间接征象包括主肺动脉扩张,或左右肺动脉扩张,血管断面细小缺支,肺梗死灶或胸膜改变等。有人认为,螺旋 CT 应完全替代肺通气灌注扫描并成为有肺栓塞症状患者的首选检查方法。当 CT 检查有禁忌证时,MRI 检查可以作为替代方法。

(6)肺动脉造影:选择性肺动脉造影可提供绝大部分肺血管性疾病的定性定位诊断和鉴别诊断的证据,是目前临床诊断肺栓塞的最佳确诊的方法。它不仅可明确诊断,还可显示病变部位、范围、程度和肺循环的某些功能状态。肺动脉造影常见的征象有:①肺动脉及其分支充盈缺损,诊断价值最高;②栓子堵塞造成的肺动脉截断现象;③肺动脉堵塞引起的肺野无血流灌注,不对称的血管纹理减少,肺透过度增强;④栓塞部位出现"剪枝征";⑤栓子不完全堵塞时,可见肺动脉分支充盈和排空延迟。

肺动脉造影检查属有创性检查方法,有一定的危险性,且价格昂贵,适用于临床高度怀疑肺栓塞,而灌注扫描不能明确做出诊断及需要鉴别肺栓塞还是肺血管其他病变者。对临床诊断清楚,拟采用内科保守治疗的患者,造影并非必要。

70%以上的肺动脉栓塞的栓子来自下肢深静脉血栓,因此静脉血栓的发现虽不能直接诊断肺栓塞,但却能给予很大的提示。但50%的下肢深静脉血栓患者无临床症状和体征,需依靠检查明确。下肢静脉造影是诊断下肢深静脉血栓的最可靠方法,但需注意有引起栓子脱落的可能性,目前应用较少。多普勒超声血管检查、放射性核素静脉造影、肢体阻抗容积图等均是诊断深静脉血栓的常用方法,具有较高的敏感性和特异性。

三、诊断及鉴别诊断

肺栓塞的临床误诊、漏诊率相当高,国外尸检发现肺栓塞的漏诊率为67%,国内外医院资料显示院外误诊率为79%。究其原因主要是对肺栓塞的诊断意识不强,认为肺栓塞是少见甚至是罕见病,很少将它作为诊断和鉴别诊断内容。减少误诊、漏诊的首要条件是提高对肺栓塞的认识,当临床发现以下情况时,应高度疑诊肺栓塞,需进一步做相应检查以确诊:①劳力性呼吸困难;②原有疾病发生突然变化,呼吸困难加重或外伤后呼吸困难、胸痛、咯血;③发作性晕厥;④不能解释的休克;⑤低热、血沉增快、黄疸、发绀等;⑥胸部X线片肺野有圆形或楔形阴影;⑦肺扫描有血流灌注缺损;⑧有发生肺栓塞的基础疾病,如下肢无力、静脉曲张,不对称性下肢水肿和血栓性静脉炎。

仅凭临床表现诊断肺栓塞是绝对不可靠的,但在进行辅助检查前对是否存在肺栓塞的临床可能性进行认真评价很有必要,而且有助于对怀疑肺栓塞的患者进行有针对性的辅助检查。Wells等根据临床表现将肺栓塞的可能性进行预测,对诊断有一定的指导意义,对存在可能性的患者应按程序进行诊断和鉴别诊断。

(1)肺炎:肺栓塞时可出现发热、胸痛、咳嗽、白细胞计数增多,胸部X线片有浸润阴影等易与肺炎相混淆。如果注意到较明显的呼吸困难、下肢静脉炎、胸部X线片部分肺血管纹理减少及血气异常等,再进一步做肺通气/灌注扫描,多能予以鉴别。

(2)胸膜炎:约1/3肺栓塞患者可发生胸腔积液,易被误诊为结核性胸膜炎。

但并发胸腔积液的肺栓塞患者缺乏结核中毒症状,胸腔积液多为血性、量少、吸收较快,胸部 X 线片同时发现吸收较快的肺浸润影。

(3)冠状动脉供血不足:在年龄较大的急性肺栓塞患者,可出现胸闷、胸痛、气短的症状,并同时伴有心电图胸前导联 $V_{1,2}$ 甚至到 V_4 T 波倒置时易诊断为冠状动脉供血不足。通常肺栓塞的心电图除 ST-T 改变外,心电轴右偏明显或出现 $S_1Q_{\text{III}}T_{\text{III}}$ 及"肺性 P 波",心电图改变常在 1～2 个月内好转或消失。

(4)胸主动脉夹层动脉瘤:急性肺栓塞剧烈胸痛,上纵隔阴影增宽,胸腔积液伴休克者需与夹层动脉瘤相鉴别,后者多有高血压病史,疼痛部位广泛,与呼吸无关,发绀不明显,超声心动图检查有助于鉴别。

四、治疗策略

(一)一般治疗

首先要区分高危和非高危患者。高危患者需全面监护,包括呼吸和血流动力学监测,必要时给以呼吸支持。大部分肺栓塞患者不需要入住重症监护室,除非是大面积肺栓塞或原有心肺基础病的。需要准确调整输注肝素剂量及监测其效果的患者也应入住监护室,不能在普通病房进行。保持大便通畅,避免过度用力;对于有焦虑和惊恐症状的患者应予安慰并适当使用镇静剂;胸痛者可予止痛剂;如果预期需溶栓治疗,应慎重考虑中心静脉置管、反复静脉穿刺或动脉内穿刺抽血,针刺活检等有创性操作。

长期以来观点是要防止栓子再次脱落,深静脉血栓患者应绝对卧床休息。近来越来越多的研究证明早期活动对 DVT 患者并没害处。ACCP 有关血栓栓塞指南第 9 版推荐只要可行,DVT 患者尽早下床活动优于卧床休息(Grade 2C)。Zhenle.Liu 等对包括 3 269 患者的 13 个研究的荟萃分析显示,与卧床休息相比,正在接受抗凝治疗的急性 DVT 患者早期活动并不导致新的肺栓塞、DVT 进展、DVT 相关死亡的发生率增加。而且,对起病时局部有中到重度疼痛的患者,早期活动可使疼痛更快消失。

1.氧疗和呼吸支持

肺栓塞的患者经常出现低氧血症和低碳酸血症,但大多数为中度。卵圆孔未闭患者当右心房压力超过左心房时可发生右-左分流,加重低氧血症。低氧血症通常可通过鼻导管或面罩吸氧纠正。需要机械通气时要尽量减轻正压通气对血流动力学的不良影响,因正压通气可减少静脉回流,同时加重右心衰竭,特别是大面积肺栓塞的患者。要谨慎使用呼气末正压(PEEP)。使用低潮气量(大约

5 mL/kg 去脂体重），使吸气末气道平台压保持低于 2.94 kPa(30 cmH₂O)。实施机械通气应通过气管插管，尽量避免气管切开，以免在抗凝或溶栓过程中出现局部大量出血。

对猪的实验显示体外心肺支持可能对大面积肺栓塞有效。零星的病例报告也支持这一观点。

2.血流动力学支持

急性右心衰竭伴输出量降低是高危肺栓塞患者最主要的死亡原因。支持治疗十分重要。静脉补液对肺栓塞低血压的患者可能有益也可能有害。一方面，对狗的研究显示，积极补液扩容不但没有益处，还可能进一步损害右心室功能，其机制是心肌过度机械性伸张或通过反射机制抑制右心室功能。另一方面，可在密切观察收缩压和舒张压情况下试用少量液体冲击试验，一旦情况恶化应立即停止。对血压正常而心脏排血指数低的患者，适当地(500 mL)液体补充可增加心脏排血指数。

大面积肺栓塞患者正在进行或者等待再灌注治疗的同时，常常需用升压药。去甲肾上腺素可以通过直接正性肌力作用改善右心功能，同时通过外周血管 α 受体激动作用，改善右心室冠脉灌注和升高收缩压。其使用仅限于有低血压的患者。根据一系列小规模研究结果，血压正常而心排血指数降低的肺栓塞患者，可考虑使用多巴酚丁胺和/或多巴胺；但是如果心脏排血指数高于生理水平，可产生血流再分配，从完全(或部分)阻塞血管分流到未阻塞的血管，加重通气-灌注失调。肾上腺素同时具有去甲肾上腺素和多巴酚丁胺的优点，而没有后者的全身血管扩张作用。对肺栓塞合并休克的患者更加适合。

血管扩张剂可降低肺动脉压和肺血管阻力，但缺乏特异性，因通过静脉给药时药物并非仅作用于肺血管系统。根据小规模临床研究，大面积肺栓塞患者吸入一氧化氮可以改善血流动力学和气体交换。左西孟旦(Levosimendan)与肌钙蛋白相结合，使钙离子诱导的心肌收缩所必需的心肌纤维蛋白的空间构型得以稳定，从而使心肌收缩力增加，而心率、心肌耗氧无明显变化。同时具有扩血管作用，通过激活三磷酸腺苷(ATP)敏感的钾通道使血管扩张，使心脏前负荷降低，对治疗心力衰竭有利。初步数据显示，左西孟旦可增强急性肺栓塞患者右心室收缩能和舒张肺动脉，恢复右心室和肺动脉的协调。

(二)治疗策略

1.休克患者

有休克或低血压的肺栓塞患者院内死亡的风险很高，尤其是在入院后的头几个小时。除了血流动力学和呼吸支持,普通肝素静脉注射是初始抗凝治疗的首选(ES.ⅠC),因为低分子肝素或磺达肝癸钠没有在低血压和休克患者身上做过研究,且起效慢,不能迅速达到有效的抗凝作用。

初始再灌注治疗,特别是系统溶栓,是高危肺栓塞患者首选的治疗方法(ES.ⅠB)。有溶栓禁忌证的患者,以及经溶栓治疗血流动力学状态没有改善的患者,如果有足够专业水准的外科团队和资源,推荐作外科栓子切除术(ESCⅠC)。如果有足够专业水准的介入治疗团队和资源,也可考虑行经皮导管治疗(ES.C)。在这些情况下,应该由一个跨学科的团队,包括呼吸科医师、胸外科医师、介入专科医师讨论决定治疗方案。

2.中危肺栓塞

临床评分肺栓塞概率为高或中的患者,在进行确诊检查的同时推荐立即予以胃肠外抗凝治疗(ES.ⅠC)。对于大多数没有休克或低血压的急性肺栓塞,如果没有严重的肾功能不全,根据体重确定剂量的低分子肝素或磺达肝癸钠皮下注射,是治疗的首选(ES.ⅠA)。推荐胃肠外抗凝治疗同时联合维生素 K 拮抗剂,目标 INR 2.5。

PESI 分级为 PES.Ⅲ～Ⅳ 或 sPESI≥1 属于中危患者。对这类患者是否需要溶栓一直存在争议。为解决这个问题,PEITHO(th. Pulmonary Embolis. Thrombolysis)研究探讨血压正常的中危急性肺栓塞患者溶栓治疗的疗效和安全性。该试验为随机双盲试验,比较溶栓药替奈普酶加肝素或安慰剂加肝素治疗中危肺栓塞患者的结果。主要结局终点是随机后 7 天内死亡或血流动力学失代偿,主要安全终点是随机后 7 天的颅外大出血、缺血性或出血性脑卒中。替奈普酶组的 506 例患者中 13 例(2.6%)死亡或出现血流动力学失代偿,安慰剂组 499 患者,28 例(5.6%)死亡或出现血流动力学失代偿(O.0.44,95%C.0.23～0.87,$P=0.02$)。从随机开始到第 7 天期间替奈普酶组死亡 6 例(1.2%),安慰剂组死亡 9 例(1.8%)($P=0.42$)。替奈普酶组颅外出血32例(6.3%),安慰剂组 6 例(1.2%)($P<0.001$)。替奈普酶组脑卒中 12 例(2.4%),其中出血性脑卒中 10 例;安慰剂组脑卒中 1 例(0.2%),为出血性($P=0.003$)。在第 30 天,替奈普酶组总共死亡 12 例(2.4%),安慰剂组 16 例(3.2%)($P=0.42$)。结论是对中危肺栓塞患者,迅速溶栓治疗可以预防血流动力学失代偿,但增加大出血和脑卒中的危险。基于上述研究结果,ES.2014 版指南建议对中危急性肺栓塞患者进一步分层,细分为中高危和中低危。推荐对中高危患者密切监测,早期发现血流动力学失代偿征象,及时进行补救性再灌注治疗(ES.ⅠC):首选溶栓治疗(Ⅱ.B)。

中低危肺栓塞患者应选择抗凝治疗。目前证据并不支持再灌注为主要的治疗手段。同样也没有任何证据支持卧床休息对这些患者的临床预后有任何的帮助作用。

有研究显示,对 75 岁或以上的 ST 段升高的心肌梗死患者,如果溶栓药剂量减少一半,没有发生颅内出血。这种降低剂量的策略也可考虑用于中危肺栓塞,值得进一步研究。

在局部溶栓治疗中,采用超声辅助导管可以减少溶栓药物用量,同时也可取得相当的疗效。超声波本身不能溶栓,但可使交织在一起的纤维素纤维产生可逆性解体和分离,使溶栓药物易于渗入;此外,超声压力波也有助于溶栓药物的渗透。Kuche.N 的研究显示,中危肺栓塞患者使用超声辅助导管局部溶栓,在24 小时逆转右心室扩张方面,优于单纯肝素抗凝,而不增加出血并发症。值得进一步研究。

3.低危肺栓塞

PESI 分级为Ⅰ或Ⅱ级,或者 sPESI 分级为 0 级的患者,属低危肺栓塞,如果患者及家属理解,可以早期出院或者门诊治疗。但要注意的是,尽管目前指南认为对 PESI 评分属低危或 sPESI 为 0 级的患者,并不需要常规影像学检查右心功能或做血液生物标志物检查,但如果被发现有心脏生物标志物升高或有右心室功能不全的影像学证据,也应被归于中低危,则不适宜门诊治疗。Vinso·R 等对 2010－2012 年急诊低危肺栓塞患者进行回顾性多中心队列研究。比较对门诊治疗有相对禁忌证和没有相对禁忌证的患者 5 天和 30 天的结局,包括大出血、静脉血栓栓塞复发和全因死亡率。总共有 423 例成人低危急性肺栓塞。其中 271 例(64.1%)没有门诊治疗相对禁忌证,152 例(35.9%)有至少一个相对禁忌证。结果:没有禁忌证组 5 天内没有一例发生不良事件,有禁忌证组 2 例(1.3%,95%C.0.1%～5.0%)。在 30 天期间,没有禁忌证组 5 例出现不良事件(1.8%,95%CI 0.7%～4.4%)(2 例血栓栓塞复发和 3 例大出血),有禁忌证组9 例(5.9%,95%C.2.7%～10.9%,$P<0.05$)。结论:到急诊就诊的低危肺栓塞患者大约有 2/3 可以适合门诊治疗。门诊治疗相对禁忌证有 3 种类型:①肺栓塞相关因素。②患肺栓塞以外的疾病而需要住院治疗。③对治疗的依从性和随访的障碍,嗜酒或吸毒,精神病或老年性痴呆,社会问题,没有家,没有电话,或者是联系住址过远。

4.深静脉血栓形成的治疗原则

深静脉血栓形成治疗的主要目标是防止肺栓塞,减少并发症,防止或尽量降低血栓形成后综合征(PTS)的风险。

抗凝治疗是 DVT 的主要治疗手段,其他治疗包括:药物溶栓、血管外科介入治疗、物理措施(弹性压力袜和行走)。

抗凝治疗主要药物是普通肝素和低分子肝素和华法林。间接 Ⅹa 因子抑制剂(如磺达肝癸钠):剂量个体差异小,每天 1 次,无须监测,对肾功能影响小于低分子肝素,疗效和安全性与依诺肝素相类似。直接 Ⅹa 因子抑制剂(如利伐沙班):服用更加简便,单药治疗急性 DVT 与标准治疗(低分子肝素与华法林合用)疗效相当。而且出血并发症减少,也可用于高危人群。

单次静脉溶栓治疗可改善静脉血栓的再通率,但目前已不再推荐,因为出血性并发症增高,死亡风险也略有增加。而且 PTS 的发生率也无明显改善。美国胸科医师学院(ACCP)的共识指南推荐溶栓治疗只适用于有肢体缺血或血管衰竭的大范围髂股静脉血栓形成患者。

经皮介入治疗包括导管定向溶栓,机械取栓,血管成形术和/或受阻塞静脉的支架植入术。

导管定向溶栓的出血风险与全身溶栓相类似。导管溶栓是否优于抗凝尚未做过研究。在介入治疗中机械取栓可优先考虑,因为可以更快地使血栓堵塞部位再通,降低溶栓药的剂量,因此出血风险可能会降低。介入治疗的适应证包括比较少见的股青肿,有症状的下腔静脉血栓形成,单靠抗凝治疗效果差,或有症状的出血风险较低的髂股或股腘 DVT 患者。

推荐抗凝治疗疗程为 3～12 个月,取决于血栓的部位和危险因素是否持续存在。如果深静脉血栓复发,或者存在慢性高凝状态,或者出现危及生命的 PE,推荐终身抗凝治疗。这种治疗方案累计出血并发症小于 12%。

五、抗凝治疗

(一)抗凝药物

推荐对急性肺栓塞患者行抗凝治疗,其目的是预防早期死亡以及 VTE 的早期复发。标准的抗凝疗程至少 3 个月,包含最初急性期 5～10 天的胃肠外抗凝治疗,可选用普通肝素、低分子肝素或磺达肝癸钠。胃肠外抗凝药应该与维生素 K 拮抗剂在一开始时就重叠使用,也可在胃肠外抗凝药使用一周后接着用新型口服抗凝药物达比加群或依度沙班。新型口服抗凝药利伐沙班或阿哌沙班可在一开始时就单独使用,也可在使用普通肝素、低分子肝素或磺达肝癸钠 1～2 天后使用。如果用于急性期治疗,利伐沙班在头 3 周内,阿哌沙班在头 7 天内必须增加剂量。对一些患者,在评估复发和出血风险后,有可能需要超过3个月的长时间或终身抗凝治疗。

1.胃肠外抗凝药

对于临床评分肺栓塞概率为中、高的患者,在等待检查结果时,应立即开始胃肠外抗凝治疗(ES.ⅠC)。可静脉注射普通肝素,皮下注射低分子肝素或磺达肝癸钠。对于肺栓塞的初始治疗,低分子肝素或磺达肝癸钠优于普通肝素,因为严重出血或肝素诱导血小板减少的发生率较低。

(1)普通肝素:对于可能需要再灌注治疗或有严重肾损害(肌酐清除率<30 mL/min),或严重肥胖,皮下吸收有问题的患者,推荐首选普通肝素。因普通肝素半衰期短,容易监控抗凝效果,必要时可以快速被鱼精蛋白所拮抗。普通肝素剂量需根据APTT调整。在某些临床情况下,如可能需要内科或外科有创操作或小手术,临床医师往往优先选择静脉注射普通肝素,因其半衰期短,方便暂时停止抗凝治疗,以减少手术过程中的出血风险。虽然这种策略缺乏支持证据,但不失为一种合理的选择。

肝素治疗的疗效取决于在治疗的第一个24小时内达到肝素治疗的临界水平。达到肝素治疗的临界水平的标志是达到基础值的1.5倍或正常范围的上限。这一水平与硫酸鱼精蛋白滴定法测定的$0.2\sim0.4$ U/mL,以及抗因子 X 分析法测定的 $0.3\sim0.6$ U/mL 的肝素水平相对应。各实验室应确定达到治疗水平的最低肝素浓度,其方法是测定APTT,让每批次凝血活酶试剂测定的APTT均与 0.2 U/mL 的最低肝素治疗浓度相对应。

普通肝素用法是:先用 80 U/kg,或 5 000 U 的肝素静脉注射,以后静脉滴注 18 U/(kg·h)或 1 300 U/h,以迅速达到并保持在治疗肝素水平的APTT的目标值。随机对照研究显示,按体重方法给药可更快达到治疗APTT的目标值,也较少出现复发或出血的并发症。也可选用有监测的固定剂量普通肝素皮下注射的方案。

(2)低分子肝素:美国ACCP建议低分子肝素治疗急性PE或DVT患者采用每天一次给药,优于每天两次(2C级)。荟萃分析显示两者在死亡率、VTE复发和大出血方面的结局相似,先决条件是每天总的剂量必须相同。然而,由于资料的不精确性和不一致性,证据质量较低。

低分子肝素不需常规监测,但对孕妇需定期监测抗凝血因子Ⅹa的活性。抗凝血因子Ⅹa活性峰值测定时间应该是在最后一次注射后4小时测定,谷值测定时间是下一次注射低分子肝素之前。目标范围是每天 2 次用药:$0.6\sim1.0$ U/mL;每天 1 次用药:1.0~2.0 U/mL。

对急性肺栓塞患者,磺达肝癸钠作为初始治疗优于普通肝素静脉注射(2B 级)和皮下注射(2C 级)。磺达肝癸钠是选择性因子 Xa 抑制剂,根据体重决定剂量,每天 1 次皮下注射,不需要监测。在没有溶栓治疗指征的急性肺栓塞患者中使用磺达肝癸钠治疗,VTE 复发和大出血的发生率与静脉注射普通肝素相似。未有报道磺达肝癸钠诱发血小板减少的病例。磺达肝癸钠禁止用于严重肾功能不全(肌酐清除率<30 mL/min)的患者,因可产生积蓄而增加出血的风险。积蓄也可发生在中度肾功能不全(肌酐清除率 30~50 mL/min)的患者,因此对这些患者剂量应减少 50%。

2.维生素 K 拮抗剂——华法林

多年来维生素 K 拮抗剂一直是口服抗凝药的金标准,华法林目前仍然是治疗肺栓塞的最主要抗凝药物。华法林通过干扰维生素 K 依赖的凝血因子 Ⅱ、Ⅶ、Ⅸ、Ⅹ 的活化而发挥抗凝血作用。此外,华法林还能抑制抗凝蛋白调节素 C 和 S 的作用,因而有短暂的促凝血作用。华法林经胃肠道迅速吸收,作用高峰在用药后 36~72 小时才出现,难以调节。在血液循环中与血浆蛋白(主要是清蛋白)结合,在肝脏中两种异构体通过不同途径代谢。监测华法林疗效及不良反应的指标是 INR,中文称为国际标准化比值,是从凝血酶原时间(PT)和测定试剂的国际敏感指数(ISI)推算出来的,INR=(患者 PT/正常对照 PT)×ISI,采用 INR 使不同实验室和不同试剂测定的 PT 具有可比性,便于统一用药标准。

华法林对体内已合成的维生素 K 依赖的凝血因子没有抑制作用,只有当这些凝血因子代谢后,华法林才能发挥抗凝作用。给药后需数天才能达到最佳抗凝效果。ACCP 指南推荐维生素 K 拮抗剂(如华法林)应与胃肠外抗凝药在同一天开始使用(1B 级)。肠外抗凝药应与华法林一起使用至少 5 天,直到 INR 达到为 2.0 为止。

华法林起始剂量国内主张首剂 3~5 mg 口服,在接下来的 5~7 天根据 INR 调整每天剂量,目标为使 INR 水平为 2.0~3.0。一般维持量为 1.5~3.0 mg。国外使用剂量较高:起始剂量年轻(<60 岁)或健康门诊者为每次 10 mg,在年长和住院患者为每次 5 mg。住院患者口服华法林 2~3 天后开始每天或隔天监测 INR,直到 INR 达到治疗目标值并维持至少 2 天。此后,根据 INR 结果的稳定性,数天至每周监测 1 次。出院后可每 4 周监测 1 次。门诊者剂量稳定前应数天至每周监测 1 次,当 INR 稳定后,可每 4 周监测 1 次。美国胸科医师协会第 9 版抗栓指南建议,如果华法林的剂量和 INR 值的关系已经较长时间稳定。接

受维生素 K 拮抗剂治疗的患者,建议 INR 监测频率一直到 12 周,而不是每 4 周 (Grad.2B)。如需调整剂量,应重复前面所述的监测频率,直到剂量再次稳定。老年患者华法林清除减少,同时患其他疾病或合并用药较多,应加强监测。

治疗过程中剂量调整应谨慎,频繁调整剂量会使 INR 波动。INR 连续测得结果位于目标范围之外再开始调整剂量,一次轻度升高或降低可不必急于改变剂量,而应寻找原因。华法林剂量调整幅度较小时,可计算每周剂量,比调整每天剂量更为精确。对于从前有着稳定 INR 值的接受维生素 K 拮抗剂治疗的患者,单次 INR 超出治疗范围减低或增加 0.5,建议维持原剂量不变,然后 1~2 周内监测 INR(Grade 2C)。INR 如超过目标范围,可升高或降低原剂量的 5%~ 20%(用 1 mg 规格华法林便于剂量调整)。调整剂量后注意加强监测。如 INR 一直稳定,偶尔波动且幅度不超过 INR 目标范围上下 0.5,可不必调整剂量,可数天或 1~2 周酌情复查 INR。

华法林治疗期间 INR 超范围和/或出血的处理如下:①INR 高于治疗 INR 范围,但小于4.5,无出血,无须快速逆转 INR:降低剂量或取消一次剂量,每天监测 INR,直到 INR 达标。②INR4.5~10,无出血:取消 1~2 次剂量,监测 INR, 重新调整剂量。2001 ACCP 指南建议反对常规使用维生素 K_1(植物甲萘醌)。2001 ACCP 指南建议考虑维生素 K 1~2.5 mg 口服一次。其他推荐:维生素 K 1 mg 口服或 0.5 mg 静脉注射。应使 INR 在 24 小时内降低。③INR>10,无出血:暂停华法林,监测 INR,重新调整剂量。2001 ACCP 指南推荐维生素 K_1 口服(未指定剂量);2001 ACCP 指南建议给予维生素 K 2.5~5 mg 口服一次。如果在 24~48 小时内观察到 INR 下降,继续监测 INR,必要时再给一次维生素 K_1。其他推荐:维生素 K_1 2~2.5 mg 口服,或0.5~1 mg,静脉注射。④轻微出血,任何 INR 升高:暂停华法林,监测 INR,重新调整剂量,考虑维生素 K_1 2.5~ 5 mg口服一次;如有必要可 24 小时后重复。⑤大出血,任何 INR 升高:暂停华法林,监测 INR,重新调整剂量,2001 ACCP 指南推荐用人凝血酶原复合物 (PCC)加维生素 K_1 5~10 mg,静脉注射,为减少对维生素 K_1 的变态反应,可将药物加进50 mL液体,使用输液泵在 20 分钟内输注。也可以考虑用新鲜冰冻血浆(FFP)或补充重组凝血因子 Ⅷa(rⅧa)。高剂量的维生素 K(如≥10 mg)可产生一周或更长时间的华法林抵抗;对需要长期抗凝治疗的临床状况(如心房颤动的血栓预防),可考虑使用肝素,低分子肝素,或直接凝血酶抑制剂。

(6)危及生命的出血和 INR 升高:停用华法林,给予新鲜冰冻血浆和维生素 10 mg 缓慢静脉滴注,必要时根据 INR 重复使用。

华法林的量效关系受遗传和环境等因素影响。与白种人比较,中国人对华法林的耐受剂量明显较低,目前已发现数个基因多态性与华法林剂量相关,主要是细胞色素 P4502C9 和 VKORCl。药物遗传学路线图结合了患者的基因类型和临床信息,可根据这些整合的信息调整华法林的剂量。2012 年发表的一个试验表明,与传统方法相比,药物遗传学方法确定华法林剂量可使一个月中 INR 值绝对超范围减少 10%,主要是 INR 值<1.5 出现的次数减少。这个改善与 DVT 发生率降低 66% 相对应。2013 年发表了三个大型随机对比临床研究。三个研究都用开始治疗的头 4~12 周 INR 在治疗范围内的时间百分比(TTR)来反映抗凝治疗的质量,作为主要终点指标。在 455 例患者中,使用床边检测的华法林的基因引导用药方案,与传统的 3 天负荷剂量方案相比,头 12 周的 TTR 提高(67.4 vs 60.3%;P<0.001)。INR 到达治疗水平的中位时间从 29 天下降到 21 天。另一项对 1 015 例患者的研究,比较了 2 种华法林负荷剂量的确定方法:基于基因类型数据加上临床变量和单纯基于临床资料相比,以治疗 4~28 天期间的 TTR 作为评判标准,2 组并无明显差别。

总之,研究结果表明临床资料加药物遗传学检查不能提高抗凝质量。也提示根据患者临床资料决定剂量优于固定剂量方案。必须强调优化组织结构,及时反馈 INR 测定结果用于个体化的剂量调整。

药物、饮食、多种疾病状态均可影响华法林的抗凝作用。至少 186 种食物或药物被报告与华法林有相互作用。临床上证明有明显相互作用的有常用的 26 种药物和食物,包括 6 种抗生素和 5 种心血管药。最常见的药物包括:胺碘酮、某些抗生素、解热镇痛药、抑酸药以及某些中成药等。避免使用 NSAIDs(包括环氧化酶-2 选择性的 NSAIDs)、特定的抗生素(Grad.2C)。尽量避免使用抗血小板制剂,除非是服用抗血小板药的益处明显大于出血危害,比如机械瓣膜患者、ACS 患者或近期冠脉支架或搭桥患者(Grad.2C)。努力保持患者充分的抗凝,因为当华法林治疗不充分,促凝血因素首先恢复。对口服华法林比较难以保持充分抗凝的患者,要求限制食用含维生素 K 的食物。

如果患者适合停止维生素 K 拮抗剂治疗,建议骤停(迅速停止),而不是逐渐减小剂量停用。

(二)急性肺栓塞抗凝治疗的疗程

对首次有诱因的血栓栓塞患者,如卧床、手术、创伤,应该接受华法林治疗至少 3 个月。对于首次特发性(无诱因)血栓栓塞。2 个抗凝治疗研究均未发现 3 个月和 6 个月的抗凝治疗在复发率方面有什么差别。目前对这些患者推荐抗凝治疗至少3个月,3个月后是否继续抗凝需要重新评估。

美国胸科医师协会第9版抗栓指南推荐对所有特发性血栓栓塞患者抗凝治疗3个月,而不是更短,3个月后作延续抗凝治疗的风险-获益评估(1B级)。对首次特发性VTE事件且出血风险为中低度的患者应延长抗凝疗程(2B级)。对首次VTE事件且出血风险为高的患者抗凝疗程限于3个月(1B级)。

对第二次特发性肺栓塞且出血风险为低或中的患者推荐延长抗凝治疗(分别为1B和2B级)。对第二次特发性肺栓塞且出血风险为高的患者,选择3个月的抗凝,不延长抗凝(2B级)。

对有过肺栓塞同时存在不可逆危险因素,如抗凝血酶Ⅲ,蛋白S和蛋白C缺乏,因子V莱顿突变,或者存在抗磷脂抗体,应长期抗凝。

有活动性肿瘤的肺栓塞患者因其肺栓塞和DVT复发的危险持续增高,其长期治疗是一个挑战。ACCP的第9版指南推荐,如果肿瘤患者出血风险为中低度,应给予延续抗凝治疗而不是3个月的治疗。如果有活动性肿瘤同时出血风险高,仍然建议延续抗凝治疗,尽管支持证据较少(2B级)。对肿瘤患者肺栓塞的长期治疗,推荐优先选用低分子肝素,维生素K拮抗剂如华法林。但有些肿瘤患者不愿选用低分子肝素,因为需要注射以及费用问题。对这些患者推荐选用维生素K拮抗剂如华法林,而不是达比加群或利伐沙班(2C级)。

(三)抗凝治疗禁忌证

抗凝治疗的禁忌证包括大的活动性消化性溃疡,最近外科手术,创伤,颅内出血,裂孔疝,严重肝肾功能不全,凝血功能障碍,未控制的高血压,感染性心内膜炎,肝素过敏,妊娠,视网膜病变,以及酒精中毒。对于确诊急性肺栓塞的患者,以上的禁忌证均属于相对禁忌证,在抗凝之前要考虑患者的风险/获益比。

(四)抗凝治疗的并发症

1.出血

出血是抗凝治疗中最重要的并发症,可以表现为皮肤紫斑、咯血、血尿,或穿刺部位、胃肠道和阴道出血。年龄越大出血的风险就越大,应当检查血小板计数和其他凝血指标。

应用肝素过程中如出现严重的出血,除了支持疗法和输新鲜血外,还可给予抗肝素治疗。普通肝素的抗凝作用可以被鱼精蛋白中和。鱼精蛋白能与肝素结合而形成稳定的盐。1 mg鱼精蛋白可中和大约100 U普通肝素。因此5 000 U的肝素大约需要50 mg鱼精蛋白来中和。当静脉滴注肝素时,因为肝素的半衰期短(约 60 分钟),因此只需把前几小时给予的肝素剂量纳入计算。如普通肝素 1 250 U/h静脉滴注的患者要中和肝素的抗凝作用约需要鱼精蛋白 30 mg。APTT 值可评估抗肝素治疗的效果。应用低分子肝素一旦出现出血,停药后凝血能较快恢复,必要时用硫酸鱼精蛋白 0.6 mg 可拮抗 LMW。应用鱼精蛋白有时可出现低血压和窦性心动过缓等严重不良反应,通过减慢给药速度(>3 分钟)可减少其发生。有输精管切除史、含鱼精蛋白胰岛素注射史、对鱼有过敏史的患者,形成抗鱼精蛋白抗体和发生变态反应的风险增加。鱼精蛋白过敏风险较高的患者可预先给予糖皮质激素和抗组胺药物。

华法林过量引起的出血,停药 2 天凝血功能可恢复,如同时应用维生素 K_1 10 mg 皮下或静脉注射,24 小时内可终止抗凝作用;紧急情况下,输新鲜血浆或浓缩凝血因子能迅速终止出血。

2.皮肤坏死

华法林可引起一些不良皮肤反应,如瘀斑、紫癜、出血性坏死、斑丘疹或水泡样荨麻疹隆起,皮肤坏死。Kipen 于 1961 年发现美国第 1 例皮肤坏死并发症,迄今报道已达 300 例,发生率为0.01%~0.1%。常先表现为麻木或压迫感,伴边界不清的红斑。病灶突起疼痛,局限,常呈出血或红斑,在真皮和皮下层出现水肿,呈橘皮样征象。在最初 24 小时,在受累皮肤范围内出现瘀点和出血性大泡,后者提示损害已属不可逆性,全层皮肤坏死是不可避免的终末期结果。痂皮脱落后留有深及皮下脂肪层的缺损,范围小的可自行愈合,较大的常需清创和植皮治疗。本并发症常见于中年围绝经期妇女。一旦出现,应立即停用华法林。

3.肝素过敏

肝素、低分子肝素来源于猪黏膜提取物,里面不可避免的会有一些杂质、变应原,可引起变态反应。由抗凝药引发的严重肝素变态反应虽然临床较少见,但由于此类药物使用广泛,一旦发生变态反应会对患者的治疗策略、安全带来诸多困扰。

轻症患者常表现为皮肤潮红、发痒、心悸、皮疹,严重者可出现呼吸困难,休克或死亡。一旦发生应立即停用肝素,尽可能的多饮水。轻度的口服抗过敏药物如氯雷他定,部分需要加口服抗炎药物如泼尼松,重度需要静脉使用糖皮质激素,皮疹常需局部处理。

磺达肝癸钠是纯化学合成的高亲和力的戊糖结构,完全为化学合成,不含来源于动物的成分,减少了病原微生物污染和过敏的潜在风险,在临床疗效和安全性方面有着明显的优势。

六、溶栓治疗

(一)溶栓治疗的适应证

溶栓治疗的适应证是急性肺栓塞合并血流动力学不稳定,收缩压<12.0 kPa (90 mmHg),或者较基础值下降 5.3 kPa(40 mmHg),持续 15 分钟以上。同时出血风险低。美国胸科医师协会抗栓指南第 9 版建议对急性肺栓塞合并低血压 [收缩压<12.0 kPa(90 mmHg)]而且出血风险低的患者,给予系统性溶栓治疗,优于没有全身溶栓治疗(2C 级)。欧洲心脏病学会 2014 年版肺栓塞诊疗指南推荐对高危肺栓塞患者进行溶栓治疗。溶栓治疗比单用普通肝素抗凝治疗可更快地恢复肺血流灌注,早期解除肺血管阻塞,加快肺动脉压力和肺血管阻力的下降,改善右心室功能。溶栓治疗对血流动力学的益处仅局限于最初几天,在存活的病例中,治疗后一星期的差别便不再明显。因此,有溶栓指征的病例宜尽早进行,症状出现后48 小时内溶栓效果最佳。溶栓时间窗通常定为出现症状 14 天以内。

对没有血流动力学损害的中危肺栓塞患者溶栓治疗的利弊多年来仍然存在争议。一项专门针对中危肺栓塞患者溶栓治疗的 PEITHO 研究,是一多中心、随机双盲对照研究,比较肝素加替奈普酶和肝素加安慰剂治疗的结果。纳入对象为急性肺栓塞,经超声心动图或 CT 肺动脉造影(CTPA)证实有右心功能不全,同时经肌钙蛋白 I 或 T 检测证实有心肌损伤的患者,共纳入 1 006 例。主要疗效终点是:随机后 7 天内全因死亡或血流动力学失代偿,主要安全性终点是大出血和脑卒中。该研究的结论显示,对中危肺栓塞患者,溶栓治疗可以预防血流动力学失代偿,但增加大出血和脑卒中的危险,特别是 75 岁以上的患者。为了对比溶栓治疗与抗凝治疗对急性肺栓塞,包括中危肺栓塞的患者在存活率方面的获益和出血的危险。Chatterje·S 等对从开始有溶栓治疗到 2014 年 4 月 10 日的医疗文献数据库 PubMed、EMBASE 等进行搜索,找到 16 个符合条件的随机对照试验(RCTs),共 2 115 例患者的资料进行荟萃分析。其中低危肺栓塞 210 例(9.93%),中危肺栓塞 1 499 例(70.87%),高危肺栓塞 31 例(1.47%),不能归类 385 例(18.20%)。结果发现溶栓治疗可降低全因死亡率,在平均 81.7 天的随访期间,溶栓治疗队列死亡率2.17% (23/1 061),抗凝治疗队列死亡率3.89%(41/1 054)(O.0.53,95% CI 0.32~0.88)。NNT(numbe.neede.t.treat)= 59,要救活一个患者需治疗 59 个患者。溶栓治疗组的大出血发生率 9.24% (98/1 061),抗凝组 3.42% (36/1 054),溶栓治疗具有较大的大出血风险

（O.2.73,95％C.1.91～3.91），NNH＝18,平均每18例溶栓治疗就出现一例大出血。溶栓组颅内出血发生率1.46％（15/1 024），抗凝组0.19％（2/1 019），（O.4.63,95％CI 1.78～12.04,NN.78,95％C.48～206）。但对65岁或以下的患者,大出血发生率并没有明显上升（O.1.25,95％C.0.50～3.14）。结论是:对于急性肺栓塞,包括血流动力学稳定而有右心室功能不全（中高危肺栓塞）的患者,溶栓治疗降低全因死亡率,但增加大出血和颅内出血的危险。该结论并不适用于没有右心室功能不全的血流动力学稳定的患者。

（二）溶栓药物

1.溶栓药物的分类

目前使用的溶栓药物是丝氨酸蛋白酶,通过将纤维蛋白溶酶原转换成为纤维蛋白溶酶而起作用。纤维蛋白溶酶分解血凝块中的纤维蛋白原和纤维蛋白,发挥溶解血凝块的作用。

溶栓疗法的应用始于1933年,当时发现某些链球菌菌株（β-溶血性链球菌）肉汤培养物的滤液能溶解纤维蛋白凝块。链激酶最初的临床应用是纤维素性胸膜炎、血胸和结核性脑膜炎。1958年链激酶首次被用于急性心肌梗死（AMI）,才改变了其应用方向。1986年意大利的GISSI研究才确定链激酶治疗急性心肌梗死的疗效。

1947年首次报道人尿具有纤溶的潜力,其活性成分被命名为尿激酶。与链激酶不同,尿激酶不具抗原性,能直接激活纤溶酶原,形成纤维蛋白溶酶。

组织型纤溶酶原激活剂（tPA）是一种存在于血管内皮细胞的天然纤溶剂,参与血栓形成和溶栓之间的平衡。tPA对纤维素有明显的特异性和亲和力。在血栓部位,tPA和纤维素表面的纤溶酶原相结合,诱发结构的变化,促使纤溶酶原转化为纤维蛋白溶酶,溶解血栓。

溶栓药物有时也被称为血浆纤维蛋白溶酶原激活剂,有两大类。

（1）纤维蛋白特异性溶栓药:该类药物在有纤维蛋白存在时,与纤溶酶原的亲和力可增至600倍左右,而无纤维蛋白存在时,纤溶酶原活性很少被激活,所以引起出血的不良反应明显减少。目前该类药物的代表有阿替普酶,瑞替普酶和替奈普酶。

（2）非纤维蛋白特异性溶栓药:第一代的溶栓药都属于非纤维蛋白特异性的溶栓药,其激活纤溶酶原的作用不受纤维蛋白的影响,所以引起出血及严重出血等不良反应较多。非纤维蛋白特异性溶栓药包括尿激酶、链激酶、尿激酶原。

2.纤维蛋白特异性溶栓药

(1)阿替普酶(rt-PA)：阿替普酶是第一个重组组织型纤溶酶原激活剂,与天然的 rt-PA 相同。在体内,组织型纤溶酶原激活剂由血管内皮细胞合成。它是生理的溶栓剂,可以预防体内过多的血栓形成。

阿替普酶具纤维蛋白特异性,其血浆半衰期为 4～6 分钟。常被用于冠状动脉血栓、肺栓塞和急性缺血性脑卒中(AIS)的治疗。阿替普酶已被 FDA 批准用于治疗 ST 段抬高心肌梗死(STEMI)、AIS、急性大面积肺栓塞和中央静脉导管堵塞的溶栓,也是目前是唯一被批准用于 AIS 溶栓的药物。

理论上,阿替普酶只是在纤维蛋白凝块的表面才有效。然而在实践中它有系统性溶解血栓的作用,血液循环中可发现中量的纤维蛋白降解产物,具有相当大的全身性出血的风险。阿替普酶在必要时可以重复使用,没有抗原性,几乎从未发现有变态反应。

(2)瑞替普酶(r-PA)：瑞替普酶是第二代重组组织型纤溶酶原激活剂。瑞替普酶起作用更快,出血风险比第一代阿替普酶低。它是一种合成的非糖基化的 rt-PA 突变蛋白,527 个氨基酸中的 355 个。该药是在大肠埃希菌中通过 DNA 重组技术而产生的。

瑞替普酶不像天然 rt-PA 那样与纤维蛋白紧密结合,它可以更自由地扩散通过血凝块,而不是像rt-PA那样仅仅与血栓表面结合。在高浓度,瑞替普酶不会与纤维蛋白溶酶原竞争纤维蛋白结合部位,从而使纤维蛋白溶酶原可以在血凝块部位转化成为能溶解血栓的纤维蛋白溶酶。这些特性有助于解释使用瑞替普酶患者血块溶解比使用阿替普酶患者更快。

对分子的生化改造使瑞替普酶的半衰期延长(13～16 分钟),可以静脉注射。FDA 批准瑞替普酶用于急性心肌梗死,用法是 2 次静脉注射,每次 10 U,在 2 分钟内注完,相隔 30 分钟。瑞替普酶这样的给药方法比阿替普酶更方便快捷,后者静脉注射后需静脉滴注。跟阿替普酶一样,瑞替普酶不具抗原性,必要时可以重复使用;几乎从未发现任何变态反应。

(3)替奈普酶：美国 FDA 在 2000 年批准替奈普酶用于临床溶栓治疗,是最新被批准的溶栓药。它是用中国仓鼠卵巢细胞利用重组 DNA 技术而产生。其作用机制类似于阿替普酶,目前用于急性心肌梗死的治疗。

替奈普酶是包含 527 个氨基酸的糖蛋白(GP),经过对氨基酸分子数的不断修改而成。包括以苏氨酸代替谷氨酰胺,天门冬酰胺代替谷氨酰胺,以及在蛋白酶结构区域氨基酸的四丙氨酸置换。这些变化使替奈普酶血浆半衰期延长,对纤维蛋白的特异性增强。替奈普酶的半衰期可长达 130 分钟。主要通过肝脏代谢。此外，氨基酸修改的结果使替奈普酶可以一次注射用药，同时对纤维蛋白有高的特异性，出血不良反应减少。

ASSENT-2 试验比较替奈普酶和阿替普酶治疗急性心肌梗死的疗效和安全性。发现使用替奈普酶 30 天的死亡率并不高于阿替普酶。替奈普酶出血并发症较少，大出血较少（4.66 *vs*.5.94%），并且较少需要输血（4.25 *vs*.5.49%）。颅内出血率相似（0.93 *vs*.0.94%）随访研究表明，2 个治疗组 1 年后死亡率相似。

（4）去氨普酶：去氨普酶是一种新的纤溶酶原激活剂，最初在吸血蝙蝠的硬纤维唾液腺中发现。与其他纤溶酶原激活剂相比具有纤维蛋白特异性高、半衰期长、没有神经毒性和不活化 β 淀粉样蛋白等优点。

3.非纤维蛋白特异性溶栓药

（1）尿激酶：尿激酶是介入放射科医师最熟悉的溶栓药，也常用于外周血管内血栓和被堵塞的导管的溶栓治疗。

尿激酶是一种由肾实质细胞产生的生理溶栓剂。不像链激酶，尿激酶直接裂解纤溶酶原产生纤溶酶。如果从人尿中提纯，约需要 1 500 L 的尿液才能生产足够一个患者用的尿激酶。商品尿激酶也可通过组织培养生产，也可利用大肠埃希菌培养通过重组 DNA 技术生产。

目前美国食品药品管理局（FDA）批准的尿激酶使用指征只有大面积肺栓塞和肺栓塞伴血流动力学不稳定。但目前大量医疗机构也用其来作静脉和动脉血栓的局部溶栓。在血浆中，尿激酶半衰期约 20 分钟。变态反应罕见，可以反复给药而无抗原性的问题。

（2）链激酶：链激酶由 β-溶血性链球菌产生。其本身并不是一个纤溶酶原激活剂，它与血液循环中的游离纤溶酶原（或纤溶酶）结合形成复合物，可以将额外的纤溶酶原转化为纤溶酶。在有纤维蛋白存在时链激酶活性并不增强。使用放射性链激酶研究证明有 2 种不同的清除率，"快"的半衰期约 18 分钟，"慢"的大约为 83 分钟。负荷量 25 000 U，超过 30 分钟静脉输注，继以 10 000 U/h，持续静脉滴注 12～24 小时。同时给予抗组织胺药物和氢化可的松以降低免疫反应。不良反应包括寒战、发热、恶心，皮疹常见（20%）。大约 10% 的病例在治疗过程中或治疗后不久可发生血压和心率下降。晚期并发症包括紫癜、呼吸窘迫综合征、血清病、吉兰-巴雷综合征、血管炎、肾或肝功能不全。应用时必须备用肾上腺素和复苏器械。

由于链激酶是从链球菌所产生，链激酶通常不能在 6 个月内重复使用，因为它具有高度抗原性和高水平的抗链球菌抗体。链激酶是最便宜的溶栓药。但其高发的不良反应限制了其临床应用。

(三)溶栓治疗的实施

1.溶栓药物的选择和用法

目前美国食品药品管理局(FDA)和欧洲心脏病学会(ESC)批准用于肺栓塞溶栓治疗的药物只有阿替普酶、尿激酶和链激酶。

肺栓塞患者病情有可能迅速恶化,因此首选起作用快的阿替普酶,多个对比研究显示,阿替普酶 2 小时滴注比尿激酶或链激酶 12 小时滴注更有效而且见效更快。对尿激酶和链激酶也首选 2 小时的快速滴注方案,优于 12~24 小时的静脉滴注方案。在所有溶栓药中链激酶是最没有优势的,因其具有抗原性和其他不良反应,导致大量患者因不良反应而需要停药。

(1)阿替普酶:FDA 批准阿替普酶治疗肺栓塞的剂量为 100 mg,用法是连续输注 2 小时。先用 15 mg 静脉注射,然后 85 mg 在 2 小时内滴完。在滴注阿替普酶期间必须停止肝素滴注。

一些中心更喜欢用加速的 90 分钟的方案,似乎比 2 小时输注起效更快,更安全有效。对于体重小于 67 kg 的患者,先静脉注射 15 mg,然后 0.75 mg/kg 在接下来的 30 分钟内给药(最大剂量 50 mg),和 0.50 mg/kg 在接下来的 60 分钟内给药(最大剂量 35 mg)。对于体重超过 67 kg 的患者,100 mg 的剂量分为:先静脉注射 15 mg,接下来的 30 分钟滴注 50 mg,其后 60 分钟内滴注 35 mg。

国内肺栓塞规范化诊治方法研究课题组阿替普酶的用法是:50 mg 静脉点滴 2 小时或 100 mg 静脉点滴 2 小时。认为 2 种剂量在疗效方面没什么差别,但 50 mg 较 100 mg 的治疗方案出血的发生率低。Zhang 等的系统和荟萃分析发现,低剂量 rt-PA(0.6 mg/kg,最大 50 mg 或固定剂量 50 mg 静脉滴注 2 小时)与标准剂量(100 mg 静脉滴注 2 小时)相比,标准剂量组有更多的大出血事件,而肺栓塞复发或全因死亡率 2 组差别无统计学意义。Brand K 等对 PubMed 从 1966 年 1 月到 2015 年的文献复习发现,TPA 导致的大出血并发症是剂量依赖性的,可发生于 6.4% 的患者。临床试验证明低剂量 TPA 的安全性和疗效,尤其是对于低体重(小于 65 kg)和有右心室功能不全的患者。此外,有病例报告低剂量 TPA 安全地用于出血风险高的患者,包括老年人、孕妇和手术患者。

在阿替普酶滴注结束或将近结束,APTT 小于基础值的 2 倍时,开始胃肠外抗凝治疗。

(2)瑞替普酶(reteplase):FDA 尚未批准瑞替普酶用于急性心肌梗死以外的

疾病,但瑞替普酶仍被广泛用于急性深静脉血栓和肺栓塞的治疗,所用剂量与批准用于急性心肌梗死患者相同:静脉注射2次,每次10 U,相隔30分钟。一个比较瑞替普酶和阿替普酶的前瞻随机研究发现:瑞替普酶组在用药后1.5小时总肺动脉阻力下降,而阿替普酶需要2小时。也有研究将阿替普酶分别与瑞替普酶和去氨普酶进行比较,结果是在血流动力学指标方面没大差别。

2.溶栓药与抗凝药的衔接问题

使用链激酶或尿激酶溶栓时,必须停止滴注普通肝素。溶栓治疗结束后,应每隔2～4小时监测APTT,待APTT小于基础值的2倍或<80秒时,开始规范化肝素治疗。考虑到溶栓治疗潜在的出血危险以及可能需要马上停止或逆转肝素的抗凝效果,ES.2014年肺栓塞指南认为合理的做法是溶栓结束后,先用普通肝素继续抗凝几个小时,再转换为LMWH或磺达肝癸钠。可持续静脉滴注肝素(不必用负荷剂量),监测APTT使其维持在对照值的1.5～2.5倍。病情改善,血流动力学稳定后,可改为低分子肝素,此时不用检查APTT。在用肝素或低分子肝素的同时,可以口服华法林。当INR达到2.0～3.0后,停用肝素或低分子肝素。开始溶栓时如果患者正在使用LMWH或磺达肝癸钠,则溶栓后普通肝素的滴注必须推迟至末次LMWH注射后12小时(LMWH注射每天2次),或LMWH或磺达肝癸钠注射后24小时(LMWH或磺达肝癸钠注射每天1次)。

3.溶栓注意事项

(1)患者应绝对卧床休息。溶栓前常规检查血常规、血型、出凝血时间、活化部分凝血酶时间(APTT)、肝肾功能及血气分析等;配血并做好输血准备。在溶栓治疗前,对于曾经做动静脉穿刺的部位需要进行加压包扎,防止溶栓后发生出血。

(2)在溶栓过程中及溶栓治疗后需要密切监测患者的神志情况及肢体活动情况,以判断有无脑出血的发生。溶栓前要保留外周血管套管针,避免反复血管穿刺,溶栓期间应避免肌内注射和穿刺。确需穿刺深静脉时以动脉穿刺法进行,尽量不穿透血管的后壁。穿刺后需要充分压迫止血,压迫部位应在皮肤穿刺点的略上方,以防止未压到血管穿刺部位而发生局部血肿。需机械通气的患者,勿行气管切开。

(3)溶栓后3天内需要每天监测血红蛋白、红细胞及尿常规和大便潜血等,以及时发现难以察觉的内脏出血,尤其是腹膜后出血。一旦发现血红蛋白有明显的下降,需要积极寻找原因,并采取相应措施。

(4)溶栓治疗疗效的判断:溶栓治疗是否有效要根据患者血流动力学和氧合情况判断,而不是根据影像学检查栓子是否减少来判断。溶栓过程中要监测患者的症状、生命体征和氧合功能。如果溶栓后患者的血压逐渐恢复正常,血氧分压上升,则说明溶栓有效。溶栓后24小时可复查超声心动图,如果右心室缩小,估测的肺动脉压力降低,右心室壁运动幅度增大,进一步说明溶栓有效。

(5)二次溶栓问题:通常急性肺栓塞只需进行一次溶栓治疗即可取得理想效果。二次溶栓的情况非常少见。

当第一次溶栓血流动力学和氧合恢复后,如果再次出现血流动力学和氧合的异常,考虑为栓子再次脱落所致,可考虑进行第二次溶栓。

首次溶栓后,如果血流动力学稳定,则继续抗凝治疗,不必急于复查CT肺动脉造影,即使CTPA发现肺动脉血栓负荷仍较大,建议仍继续抗凝治疗。

如果首次溶栓后血流动力学仍不稳定,则应在第二次溶栓或手术取栓之间权衡。与第二次溶栓相关的问题如指征、时机、方案等目前尚无统一的共识。如果首次溶栓治疗效果不满意但不适合作介入治疗,或溶栓治疗后出现新的较大面积的肺栓塞,或医院不具备介入治疗的条件,加上首次溶栓时未发生出血并发症,可考虑第二次溶栓。第二次溶栓应在首次溶栓复查后,通常是在第一次溶栓结束后24小时,存在上述情况时进行。除链激酶外,第二次溶栓可使用与第一次相同的溶栓药,也可以更换另一种,剂量通常小于第一次。

(6)肺栓塞并发咯血,如具备下列情况仍可考虑溶栓:①血流动力学不稳。②无溶栓禁忌证或潜在性出血性疾病。此时应常规配血,准备新鲜冷冻血浆和对抗纤溶酶原活性的药物如氨基己酸等。

第二节　肺动脉高压

肺动脉高压是不同病因导致的,以肺动脉压力和肺血管阻力升高为特点的一组临床病理生理综合征,肺动脉高压可导致右心室负荷增加,最终右心衰竭。临床常见、多发且致残、致死率均很高。目前肺动脉高压的诊断标准采用美国国立卫生研究院规定的血流动力学标准,即右心导管测得的肺动脉平均压力在静息脉高压状态下≥3.3 kPa(25 mmHg),运动状态下≥4.0 kPa(30 mmHg)(高原地区除外)。

依据肺动脉高压的病理生理、临床表现及治疗策略的不同将肺动脉高压进行分类。最新的肺动脉高压分类是2003年在意大利威尼斯举行的第三届世界肺动脉高压大会上制订的(表2-1)。

表 2-1　肺动脉高压分类(2003 年,威尼斯)

1.动脉型肺动脉高压(pulmonary arterial hypertention,PAH)

　(1)特发性肺动脉高压

　(2)家族性肺动脉高压

　(3)相关因素所致的肺动脉高压

　　结缔组织疾病

　　先天性体-肺分流

　　门静脉高压

　　HIV 感染

　　药物/毒素

　　其他:甲状腺疾病,戈谢病,糖原蓄积症,遗传性出血性毛细血管扩张症,血红蛋白病,脾切除术,骨髓增生异常

　(4)肺静脉或毛细血管病变:肺静脉闭塞病,肺毛细血管瘤

　(5)新生儿持续性肺动脉高压

2.左心疾病相关性肺动脉高压

　(1)主要累及左心房或左心室性的心脏疾病

　(2)二尖瓣或主动脉瓣膜疾病

3.呼吸系统疾病和/或低氧血症均相关性肺动脉高压

　(1)慢性阻塞性肺疾病

　(2)间质性肺疾病

　(3)睡眠呼吸障碍

　(4)肺泡低通气综合征

　(5)慢性高原病

　(6)肺发育异常

4.慢性血栓和/或栓塞性肺动脉高压

　(1)肺动脉近端血栓栓塞

　(2)肺动脉远端血栓栓塞

　(3)非血栓性肺阻塞(肿瘤,寄生虫,异物)

5.混合性肺动脉高压

　(1)结节病

　(2)肺朗汉斯细胞增生症

　(3)淋巴管肌瘤病

　(4)肺血管受压(淋巴结肿大,肿瘤,纤维素性纵隔炎)

一、特发性肺动脉高压

(一)定义

特发性肺动脉高压是指原因不明的肺血管阻力增加引起持续性肺动脉压力升高,肺动脉平均压力在静息状态下＞3.3 kPa(25 mmHg),在运动状态下＞4.0 kPa(30 mmHg),肺毛细血管嵌压＜2.0 kPa(15 mmHg),心排血量正常或降低,排除所有引起肺动脉高压的已知病因和相关因素所致。特发性肺动脉高压这个名词在2003年威尼斯第三届肺动脉高压会议上第一次提出。在此之前,特发性肺动脉高压曾与家族性肺动脉高压统称为原发性肺动脉高压。

(二)流行病学

IPAH患者一般在出现症状后2～3年内死亡。老人及幼儿皆可发病,但是多见于中青年人,平均患病年龄为36岁,女性多发,女男发病比例为(2～3)∶1。易感因素包括药物因素、病毒感染和其他因素及遗传因素。

(三)病理与病理生理学

1.病理

主要累及肺动脉和右心,表现为右心室肥大,右心房扩张。肺动脉主干扩张,周围肺小动脉稀疏。特征性的改变为肺小动脉内皮细胞、平滑肌细胞增生肥大,血管内膜纤维化增大,中膜肥厚,管腔狭窄、闭塞,扭曲变形,呈丛样改变。

2.病理生理

其机制尚未完全清楚,目前认为与肺动脉内皮细胞功能失调(肺血管收缩和舒张功能异常、内皮细胞依赖性凝血和纤溶系统功能异常)、血管壁平滑肌细胞钾离子通道缺陷、肺动脉重构等多种因素引起血管收缩、血管重构和原位血栓形成有关。

(四)临床表现

1.症状

患者早期无明显症状。最常见的症状为劳力性呼吸困难,其他常见症状包括胸痛、咯血、晕厥、下肢水肿等。约10%患者(几乎均为女性)呈现雷诺现象,提示预后较差。也可有声嘶。

2.体征

主要是肺动脉高压和右心功能不全的表现,具体表现取决于病情的严重程度。

(1)肺动脉高压的表现:最常见的是肺动脉瓣区第二心音亢进及时限不等的分裂,可闻及 Graham-Steell 杂音。

(2)右心室肥大和右心功能不全的表现:右心室肥大严重者在胸骨左缘可触及搏动。右心衰竭时可见颈静脉怒张、三尖瓣反流杂音、右心第四心音、肝大搏动、心包积液(32%的患者可发生)、腹水、双下肢水肿等体征。

(3)其他体征:①20%的患者可出现发绀;②低血压、脉压变小及肢体末端皮温降低。

(五)辅助检查

确诊特发性肺动脉高压必须要排除各种原因引起的已知病因和相关因素所致肺动脉高压。

实验室检查需进行自身抗体的检查、肝功能与肝炎病毒标志物、HIV 抗体、甲状腺功能检查、血气分析、凝血酶原时间与活动度及心电图、胸部 X 线、超声心动图、肺功能测定、肺通气灌注扫描、肺部 CT、肺动脉造影术、多导睡眠监测以除外继发性因素引起。右心导管术是唯一准确测定肺血管血流动力学状态的方法,同时进行急性血管扩张试验能够估测肺血管反应性及药物的长期疗效。另外还有胸腔镜肺活检及基因诊断等方法。

(六)诊断及鉴别诊断

不仅要确定 IPAH 诊断、明确严重程度和预后,还应对 IPAH 进行功能分级和运动耐力判断,对血管扩张药的急性反应情况等进行评价,以指导治疗。

1.诊断

由于 IPAH 患者早期无特异的临床症状,诊断有时颇为困难。早期肺动脉压轻度升高时多无自觉症状,随病情进展出现运动后呼吸困难、疲乏、胸痛、昏厥、咯血、水肿等症状。本病体征主要是由于肺动脉高压,右心房、右心室肥大进而右心衰竭引起。常见体征是颈静脉搏动,肺动脉瓣听诊区第二心音亢进、分裂,三尖瓣区反流性杂音,右心第四心音,肝大、腹水等。依靠右心导管及心血管造影检查确诊 IPAH。IPAH 诊断标准为肺动脉平均压在静息状态下≥3.3 kPa(25 mmHg),在活动状态下≥4.0 kPa(30 mmHg),而肺毛细血管压或左心房压力<2.0 kPa(15 mmHg),心排血量正常或降低,并排除已知所有引起肺动脉压力升高的疾病。IPAH 确诊依靠右心导管及心血管造影检查。心导管检查不仅可以明确诊断,而且对估计预后有很大帮助。特发性肺动脉高压是一个排除性

的诊断,要想确诊,必须将可能引起肺动脉高压的病因——排除(图 2-1)。具体可参考肺动脉高压的鉴别诊断。

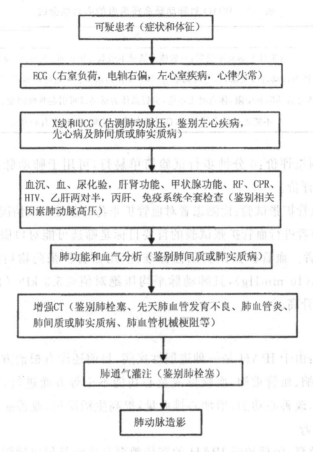

图 2-1 肺动脉高压诊断流程

2.鉴别诊断

IPAH 是一个排除性的过程,因此鉴别诊断很重要。主要是应与其他已知病因和相关因素所致肺动脉高压相鉴别。正确诊断 IPAH 必须首先熟悉可引起肺动脉高压的各种疾病的临床特点,掌握构成已知病因和相关因素所致肺动脉高压的疾病谱,熟悉肺动脉高压的病理生理,然后从病史采集、体格检查方面细致捕捉诊断线索,再合理安排实验室检查,一一排除。通过 X 线、心电图、超声心动图、肺功能测定及放射性核素肺通气/灌注扫描,排除肺实质性疾病、肺静脉高压性疾病、先天性心脏病及肺栓塞。血清学检查可明确有无胶原血管性疾病及HIV 感染。

3.病情评估

(1)肺动脉高压分级:见表2-2。

表2-2　WHO对肺动脉高压患者的心功能分级

分级	描述
Ⅰ	日常体力活动不受限,一般体力活动不引起呼吸困难、乏力、胸痛或晕厥
Ⅱ	日常体力活动轻度受限,休息时无不适,但一般体力活动会引起呼吸困难、乏力、胸痛或晕厥
Ⅲ	日常体力活动明显受限,休息时无不适,但轻微体力活动就可引起呼吸困难、乏力、胸痛和晕厥
Ⅳ	不能进行体力活动,休息时就有呼吸困难、乏力,有右心衰竭表现

(2)运动耐量评价:6分钟步行试验简单易行,可用于肺动脉高压患者活动能力和预后的评价。

(3)急性血管扩张试验:检测患者对血管扩张药的急性反应情况。用于指导治疗,对IPAH患者进行血管扩张试验的首要目标是筛选可能对口服钙通道阻滞药治疗有效的患者。血管扩张试验阳性标准:应用血管扩张药物后肺动脉平均压下降$\geqslant$1.3 kPa(10 mmHg),且肺动脉平均压绝对值$\leqslant$5.3 kPa(40 mmHg),心排血量不变或升高。

(七)治疗

治疗原则:由于IPAH是一种进展性疾病,目前还没有根治方法。治疗主要应针对血管收缩、血管重构、血栓形成及心功能不全等方面进行,旨在降低肺血管阻力和压力,改善心功能,增加心排血量,提高生活质量,改善症状及预后。

1.一般治疗

(1)健康教育:包括加强IPAH的宣传教育及生活指导以增强患者战胜疾病的信心,平衡膳食,合理运动等。

(2)吸氧:氧疗可用于预防和治疗低氧血症,IPAH患者的动脉血氧饱和度宜长期维持在90%以上。但氧疗的长期效应尚需进一步研究评估。

(3)抗凝:口服抗凝药可提高IPAH患者的生存率。IPAH患者应用华法林治疗时,INR目标值为2.0~3.0。但是咯血或其他有出血倾向的患者应避免使用抗凝药。

2.针对肺动脉高压发病机制的药物治疗

确诊为IPAH后应对其进行功能分级和急性血管反应试验,根据功能分级和急性血管反应性试验制订肺动脉高压的阶梯治疗方案。急性血管反应试验阳性且心功能Ⅰ～Ⅱ级的患者可给予口服钙通道阻滞药治疗。急性血管反应试验阴性且心功能Ⅱ级的患者可给予磷酸二酯酶-5抑制药治疗;急性血管反应试验阴性且心功能Ⅲ级的患者给予磷酸二酯酶-5抑制药、内皮素受体拮抗药或前列环素及其类似物;心功能Ⅳ级的患者应用前列环素及其类似物、磷酸二酯酶-5抑制药或内皮素受体拮抗药,必要时予以联合治疗。如病情没有改善或恶化,考虑行外科手术治疗。

(1)钙通道阻滞药:钙通道阻滞药(CCBs)可用于治疗急性血管反应试验阳性且心功能Ⅰ~Ⅱ级的IPAH患者。CCBs使肺动脉压下降,心排血量增加,肺血管阻力降低。心排血指数＞2.1 L/(min・m^2)和/或混合静脉血氧饱和度＞63%、右心房压力低于1.3 kPa(10 mmHg),而且对急性扩血管药物试验呈明显的阳性反应的患者,在密切监控下可开始用CCBs治疗,并应逐渐增加剂量至最大可耐受量且无不良反应表现。对于不满足上述标准的患者,不推荐使用CCBs。最常用的CCBs包括地尔硫草、氨氯地平和长效硝苯地平。应避免选择有明显负性肌力作用的药物(如维拉帕米)。国内以应用地尔硫草和氨氯地平经验较多。应用CCBs需十分谨慎,从小剂量开始,逐渐摸索患者的耐受剂量,且要注意药物不良反应,主要不良反应包括低血压、急性肺水肿以及负性肌力作用。

(2)前列环素及其类似物:前列环素是很强的肺血管舒张药和血小板凝集抑制药,还具有细胞保护和抗增生的特性。在改善肺血管重塑方面,具有减轻内皮细胞损伤和减少血栓形成等作用。目前临床应用的前列环素制剂包括吸入制剂依洛前列环素、静脉用的依前列醇、皮下注射制剂曲前列环素、口服制剂贝前列环素。

依洛前列环素:依洛前列环素是一种更加稳定的前列环素类似物,可通过吸入方式给药。通过吸入方式给药不仅可充分扩张通气良好的肺血管,还可以更好地改善通气/血流比值,而且可减少或避免全身不良反应,并发症也更少。治疗方法是每次雾化吸入10~20 μg,每天吸入6~9次。主要不良反应是少数患者有呼吸道局部刺激症状等。已有大样本、随机双盲、安慰剂对照、对中心临床研究证实了依洛前列环素治疗心功能Ⅲ~Ⅳ级肺动脉高压患者的安全性和有效性。该药于2006年4月在我国上市。

其他前列环素类似物:①依前列醇。1995年美国FDA已同意将该药物用于治疗IPAH的患者[纽约心脏协会(NYHA)心功能分级为Ⅲ和Ⅳ级],是FDA批准第一种用于治疗IPAH的前列环素药物。依前列醇半衰期短,只有1~2分钟,故需连续静脉输入。主要不良反应有头痛、潮热、恶心、腹泻。其他的慢性不良反应包括血栓栓塞、体重减轻、肢体疼痛、胃痛和水肿，但大多数症状较轻，可以耐受。依前列醇必须通过输液泵持续静脉输注需要长期置入静脉导管，临床应用有很大不便，并增加了感染机会，在治疗过程中短暂的中断也会导致肺动脉压的反弹，且往往是致命的。②曲前列环素。皮下注射制剂，其半衰期比前列环素长，为 2～4 小时。常见的不良反应是用药局部疼痛。美国 FDA 已批准将曲前列环素用于治疗按 NYHA 心功能分级为 Ⅱ～Ⅳ 级的肺动脉高压患者。③贝前列环素。口服制剂，贝前列环素在日本已用于治疗 IPAH。口服贝前列环素将可能成为临床表现更轻的肺动脉高压患者的一种治疗选择。

以上其他前列环素类似物尚未在我国上市。

(3)内皮素受体拮抗药：内皮素-1 是强烈的血管收缩药和血管平滑肌细胞增生的刺激药，参与了肺动脉高压的形成。在肺动脉高压患者的血浆和肺组织中 ET-1 表达水平和浓度都升高。波生坦是非选择性的 ET-A 和 ET-B 受体拮抗药，已有临床试验证实该药能改善 NYHA 心功能分级为 Ⅲ 和 Ⅳ 级的 IPAH 患者的运动能力和血流动力学指标。治疗方法是起始剂量每次 62.5 mg，每天 2 次，治疗 4 周，第 5 周加量至 125 mg，每天 2 次。用药过程应严密监测患者的肝肾功能及其他不良反应。2006 年 10 月在我国上市。选择性内皮素受体拮抗药包括西他生坦和安贝生坦，目前在国内尚未上市。

(4)磷酸二酯酶-5 抑制药：磷酸二酯酶-5 抑制药可抑制肺血管磷酸二酯酶-5 对环磷酸鸟苷的降解，提高 cGMP 浓度，通过一氧化氮通路舒张肺动脉血管，降低肺动脉压力，改善重构。在国外包括美国 FDA 批准上市治疗肺动脉高压的磷酸二酯酶-5 抑制药有西地那非。西地那非的推荐用量为每次 20～25 mg，每天 3 次，饭前 30～60 分钟空腹服用。主要不良反应为头痛、面部潮红、消化不良、鼻塞、视觉异常等。

(5)一氧化氮：一氧化氮由血管内皮细胞Ⅲ型一氧化氮合酶分解精氨酸而生成，有舒张血管、抑制血管平滑肌增生和血小板黏附的重要生理作用。吸入一氧化氮已用于诊断性的急性肺血管扩张试验，也已用于治疗围术期的肺动脉高压，该方法治疗肺动脉高压选择性高，起效快，但应用于临床时最大缺点是不仅需要一个持续吸入的监测装置，而且吸入的一氧化氮氧化成二氧化氮还有潜在毒性。已发现通过外源给予 L-精氨酸可促进内源性一氧化氮的生成，目前国外已出现 L-精氨酸的片剂和针剂，临床试验研究尚在进行中。

3.心功能不全的治疗

IPAH 可引起右心室功能不全。然而，标准的治疗充血性心力衰竭的方法对严重肺动脉高压或右心室功能不全的患者却作用有限。

利尿药是治疗合并右心衰竭（如有外周水肿和/或腹水）IPAH 的适应证。一般认为应用利尿药使血容量维持在接近正常水平，谨慎限制水钠摄入对 IPAH 患者的长期治疗十分重要。但利尿药应慎重使用，以避免出现电解质平衡紊乱、心律失常、血容量不足。

洋地黄治疗能使 IPAH 患者循环中的去甲肾上腺素迅速减少，心排血量增加，但长期治疗的效果尚不肯定，可用于治疗难治性右心衰竭，右心功能障碍伴发房性心律失常或者右心功能障碍并发左心室功能衰竭的患者。应用过程中需密切监测患者的血药浓度，尤其对肾功能受损的患者更应警惕。

血管紧张素转化酶抑制药和血管紧张素受体拮抗药只推荐用于右心衰竭引起左心衰竭的患者，在多数肺动脉高压右心衰竭者不适用。

有研究表明，重症肺动脉高压患者改善心功能和微循环的血管活性药物首选多巴胺。

4.介入治疗

经皮球囊房间隔造口术是一种侵袭性的手术，是通过建立心房内缺损使产生心内从右到左的分流，达到减轻症状的目的。目前认为只适用于那些在接受最佳血管扩张药物治疗方案前提下仍出现发作性晕厥和/或有严重心力衰竭的患者。可作为肺移植治疗前的一种过度治疗。

5.外科手术治疗

治疗肺动脉高压的新药开发及其令人乐观的初步临床结果，使得肺移植和心肺联合移植术仅在严重 IPAH 且内科治疗无效的患者中继续应用。

(八)预后

IPAH 进展迅速，若未及时诊断、积极干预，预后险恶。IPAH 是一种进行性血管病，晚期 IPAH 患者出现进行性右心功能障碍，血流动力学指标出现心排血量下降、右心房压力上升以及右心室舒张末压力升高表现，最终导致心力衰竭和死亡。随着科学技术的发展，IPAH 患者的预后有望得到改善。

二、其他类型肺动脉高压

(一)家族性肺动脉高压

家族中有两个或两个以上成员患肺动脉高压，并除外其他引起肺动脉高压的原因时可诊断为家族性肺动脉高压。据统计，PPH 中有 6%～10% 是家族性的。目前认为多数患者与由骨形成蛋白 II 型受体（BMPR-II）基因突变有关，以常染色体显性遗传,具有外显率不完全、女性发病率高和发病年龄变异的特点,大多数基因携带者并不发病。对怀疑有 FPAH 患者,应进行基因突变的遗传学筛查。治疗方法同 IPAH。

(二)结缔组织病相关性肺动脉高压

结缔组织病是引起肺动脉高压的常见原因之一。肺动脉高压可以继发于任何一种结缔组织病,总体发生率约 2%,但是不同结缔组织病合并肺动脉高压的发生率不同,以硬皮病、混合性结缔组织病、系统性红斑狼疮多见。结缔组织病相关性肺动脉高压的发病机制尚不十分清楚,可能与肺的雷诺现象(肺血管痉挛)、自身免疫因素、肺间质病变和血栓栓塞或原位血栓有关。患者有一些特殊表现,如雷诺现象和自身抗体阳性。结缔组织病合并肺动脉高压对患者基础疾病的预后有较大影响,常常提示预后差。应定期对结缔组织病患者进行心脏超声检查。肺 CT 检查有助于明确有无肺栓塞或肺间质病变的存在。要积极治疗原发病,根据病情使用皮质激素和免疫抑制药治疗结缔组织病。前列环素类、西地那非、波生坦等药物对肺动脉高压的治疗均有一定效果。长期预后不如 IPAH 患者。由于此类患者常合并多系统病变,并使用过免疫抑制药治疗,肺移植治疗要慎重。

(三)先天性体-肺循环分流疾病相关性肺动脉高压

当心脏和血管在胚胎发育时出现先天畸形和缺损,会发生体-肺循环分流,由于肺循环血容量增加、低氧血症、肺静脉回流受阻、肺血管收缩等因素导致肺动脉高压。疾病早中期以动力性因素为主,肺动脉高压可逆,晚期发展到肺血管结构重塑,肺动脉高压难以逆转。

各种不同体-肺循环分流先心病的临床表现不同,相应肺动脉高压出现的时间、轻重程度和进展速度也不同。根据病史、临床表现、心电图、胸部 X 线和心脏超声检查,大部分患者可明确诊断,少数复杂的先心病患者需要做 CT、磁共振。心导管检查和心血管造影是评价体肺分流性肺动脉高压和血流动力学改变最准确的方法,并且也是原发疾病手术适应证选择的重要依据。早期治疗原发疾病先心病,避免肺动脉高压的发生是预防的关键。各种体-肺循环分流合并肺动脉高压的先心病患者,需要尽早外科手术和/或介入治疗以防止出现肺血管结构重塑。正确地评估患者的临床情况是决定治疗选择和预后的关键,一旦出现艾森曼格综合征就不能做原发先心病的矫正手术。此外,新型肺血管扩张药物前列环素类似物、磷酸二酯酶-5 抑制药、波生坦、一氧化氮对治疗先天性体—肺循环分流疾病相关性肺动脉高压有一定效果。此类患者的预后较 IPAH 好。

(四)门脉高压相关性肺动脉高压

慢性肝病和肝硬化门脉高压患者中肺动脉高压的发生率为 $3\%\sim5\%$。其发生机制可能是由于门脉分流使肺循环血流增加和未经肝脏代谢的血管活性物质直接进入肺循环引起血管增生、血管收缩、原位血栓形成,从而引起肺动脉高压。超声心动图是筛查的首选无创检查,但仅肺动脉平均压力增加而肺血管阻力正常,不能诊断门脉高压相关性肺动脉高压,右心导管检查是确诊的"金标准"。对于 POPH 患者行急性血管扩张试验推荐使用依洛前列环素或依前列醇。钙通道阻滞药可以使门脉高压恶化。由于 POPH 患者有出血倾向,抗凝药使用应权衡利弊。降低 POPH 肺动脉压力药物主要为前列环素类、西地那非,在肝损患者中应注意波生坦的肝毒性。POPH 预后较差。肝移植对 POPH 预后尚有争议。

(五)HIV 感染相关性肺动脉高压

HIV 感染已被确认为肺动脉高压的明确致病因素,肺动脉高压在 HIV 感染患者中的年发病率约0.1%,至少较普通人群高 500 倍。其发生机制可能是 HIV 通过反转录病毒导致炎症因子和生长因子释放,诱导细胞增生和内皮细胞损伤,引起肺动脉高压。HIV 感染相关性肺动脉高压的病理改变和临床表现与 IPAH 相似。PAHRH 的治疗包括抗反转录病毒治疗和对肺动脉高压的治疗。PAHRH 的预后比 IPAH 还差,HIV 感染者一旦出现肺动脉高压,肺动脉高压就成为其主要死亡原因。

(六)食欲抑制药物相关性肺动脉高压

食欲抑制药物中阿米雷司、芬氟拉明、右芬氟拉明可以明确导致肺动脉高压,苯丙胺类药物可能会导致肺动脉高压,且停药后假少逆转。食欲抑制药物引起肺动脉高压的机制可能与 5-羟色胺通道的影响有关,血游离增高的 5-羟色胺使血管收缩和肺血管平滑肌细胞增生。食欲抑制药物相关性肺动脉高压在病理和临床与 IPAH 相似。

(七)甲状腺疾病相关性肺动脉高压

国外文献报道,IPAH 患者中各类甲状腺疾病的发病率高达49%,其中合并甲状腺功能减退的发病率为 $10\%\sim24\%$,因此应对所有 IPAH 患者进行甲状腺功能指标的筛查。发病机制可能与自身免疫反应和高循环血流动力学状态导致肺血管内皮损伤及功能紊乱等因素有关。对此类患者不仅应针对甲状腺功能紊乱进行治疗,同时也应针对肺动脉高压进行治疗。

(八)肺静脉闭塞病和肺毛细血管瘤样增生症

这两种疾病是罕见的以肺动脉高压为表现的疾病,临床表现与 IPAH 相似。肺静脉闭塞病(pulmonary veno-occlusive disease,PVOD)主要影响肺毛细血管后静脉,病理表现为肺静脉内膜增厚、纤维化,严重的肺淤血和间质性纤维化形成的小病灶是其特征性改变。PVOD 的胸部 CT 扫描显示肺部出现磨玻璃样变,伴或不伴边界不清的结节影,叶间胸膜增厚,纵隔肺门淋巴结肿大,这些征象对于 IPAH 鉴别有特征意义。肺毛细血管瘤样增生症(pulmonary capillary hemangioma,PCH)病理表现为大量灶状增生的薄壁毛细血管浸润肺泡组织,累及胸膜、支气管和血管壁,有特征的 X 线表现是弥漫分布的网状结节影。这两种疾病的确诊很困难,需要开胸肺活检。它们的治疗与 IPAH 不同,使用扩张肺动脉的药物会加重肺动脉高压,甚至导致严重的肺水肿和死亡。这两种疾病的预后差,肺移植是唯一有效的治疗方法。

(九)左心疾病相关性肺动脉高压

各种左心疾病(如冠心病、心肌病、瓣膜病、缩窄性心包炎等)会引起肺静脉压力增加,进而使肺动脉压力增高,又称肺静脉高压。肺静脉高压对呼吸功能的影响较明显,使肺的通气、换气、弥散功能下降。临床表现不仅有劳力性呼吸困难,而且有端坐呼吸和夜间阵发性呼吸困难。胸部 X 线检查显示左心衰竭征象。超声心动图检查对原发疾病有确诊价值。治疗主要针对原发病,瓣膜病、心包疾病患者适时手术治疗。内科药物治疗减低心脏负荷、改善心功能。

(十)呼吸疾病和/或缺氧相关的肺动脉高压

患有各种慢性肺疾病的患者由于长期缺氧肺血管收缩、肺血管内皮功能失衡、肺血管结构破坏(管壁增厚)、血管内微小血栓形成以及患者的遗传因素使之易发,这些最终造成各种慢性肺疾病的患者发生肺动脉高压。慢性肺部疾病引起的肺动脉高压有一些与其他类型肺动脉高压不同的特点:肺动脉高压的程度较轻,多为轻至中度增高,间质性肺病可为中度至重度增高;肺动脉高压的发展通常缓慢;在一些特殊情况下,如活动、肺部感染加重,肺动脉压力会突然增加;基础肺疾病好转后,肺动脉高压也会明显缓解。临床表现既有基础肺疾病又有肺动脉高压的症状和体征,肺部听诊有助于判断肺疾病的严重程度。肺功能检查和血气分析提示呼吸功能障碍和呼吸衰竭的类型和程度。肺动脉高压影响慢性肺疾病患者的预后。积极治疗基础肺疾病能够使肺动脉高压明显缓解,长程氧疗对降低肺动脉压力有益并能提高患者的生存率。新型肺血管扩张药对此类患者肺动脉高压的治疗价值有限。晚期患者可考虑肺移植。

(十一)慢性血栓栓塞性肺动脉高压

肺动脉及其分支的血栓不能溶解或反复发生血栓栓塞,血栓机化,肺动脉内膜慢性增厚,肺动脉血流受阻;未栓塞的肺血管在长期高血流量的切应力等流体力学因素的作用下,血管内皮损伤,肺血管重构;上述两方面的因素使肺血管阻力增加,导致肺动脉高压。由于非特异的症状和缺乏静脉血栓栓塞症的病史,其发生率和患病率尚无准确的数据。以往的尸检报道表明慢性血栓栓塞性肺动脉高压(chronic thromboembolism pulmonary hypertension,CTEPH)的总发生率为1%~3%,其中急性肺栓塞幸存者的发生率为0.1%~0.5%。临床表现缺乏特异性,易漏诊和误诊。渐进性劳力性呼吸困难是最常见症状。心电图、胸部X线、血气分析、超声心动图是初筛检查,核素肺通气灌注显像、CT肺动脉造影、右心导管和肺动脉造影可进一步明确诊断。核素肺通气灌注显像诊断亚段及以下的CTEPH有独到价值,但也可能低估血栓栓塞程度。多排螺旋CT与常规肺动脉造影相比,有较高的敏感性和特异性,但可能低估亚段及以下的CTEPH。需要同时做下肢血管超声、下肢核素静脉显像确定有无下肢深静脉血栓形成。CTEPH患者病死率很高,自然预后差,肺动脉平均压力>5.3 kPa(40 mmHg),病死率为70%;肺动脉平均压力>6.7 kPa(50 mmHg),病死率为90%。传统的内科治疗手段,如利尿、强心和抗凝治疗以及新型扩张肺动脉的药物对CTEPH有一定效果。肺动脉血管内球囊扩张及支架置入术对部分CTEPH患者也有一定效果。肺动脉血栓内膜剥脱术是治疗CTEPH的重要而有效方法,术后大多数患者肺动脉压力和肺血管阻力持续下降,心排血量和右心功能提高。手术死亡率为5%~24%。对于不能做肺动脉血栓内膜剥脱术的患者,可考虑肺移植。

第三章

弥漫性肺疾病

第一节 朗格汉斯细胞组织细胞增生症

一、病因及发病机制

朗格汉斯细胞组织细胞增生症病因及发病机制尚不清楚。目前多认为本病是与免疫功能异常有关的反应增生性疾病;少部分学者认为本病是一种肿瘤性疾病。也有认为本病与病毒感染(人类疱疹病毒-6)及吸烟有一定关系,但均缺乏相关性研究。一般认为 LCH 是一种 LC 细胞的非肿瘤性增生,可能是继发性细胞免疫功能紊乱现象,为抑制性 T 淋巴细胞缺陷所致。在外来抗原作用下(如感染),LC 对异常免疫信号发生异常反应性大量增生,伴单核细胞、嗜酸性粒细胞及淋巴细胞浸润。类似于 GVHD 或混合性免疫缺陷性疾病的组织病理学及临床表现。

(一)朗格汉斯细胞的发生和功能

1868 年 Paul langerhans 利用氯化金染色首次在表皮组织中发现一种非色素性树突状细胞,命名为 langerhans 细胞(LC)。它还是存在于黏膜、淋巴结和脾脏的抗原呈递细胞。4%～5%的表皮细胞为 LC。树突状细胞(dendritic cells,DC)为抗原呈递细胞的一个分支,源于骨髓造血干细胞。作为单核-巨噬细胞(又称网状细胞)的一部分,LC 与交叉 DC、肠道 DC、滤泡 DC 及胸腺 DC 均有关联。LC 主要将抗原呈递给 T 细胞,在 T 细胞早期免疫反应中发挥极其重要的作用。未受抗原刺激的 LC 处于不成熟状态,其识别、结合和处理抗原能力强,在接触抗原后,能通过 C 型凝集素及 Fc 受体等与抗原结合,通过吞噬作用将抗原吞入细胞内,将抗原加工成可被 T 细胞识别的片段,表达在细胞表面 MHC 分子上。携带抗原的 LC 在 TNF-α 及 IL-1β 等作用下,迁移至局部淋巴结的 T 淋巴区。在迁移过程中,LC 逐渐发育成熟。成熟的 LC 抗原呈递能力强,将抗原呈递给 T 淋巴细胞,产生适应性免疫应答。LC 将抗原呈递给 T 细胞后,即开始凋亡。

(二)LCH 发病机制

1.克隆性增生学说

LCH 的病理特征是机体免疫紊乱时受抗原刺激,导致未成熟 DC 活化、克隆增生及局部"细胞因子风暴"。LCH 中增生的朗格汉斯细胞 CD83、CD86 和 DC-LAMP 表达降低,CD54 及 CD58 表达增强,提示这是一种不完全成熟的部分活化的树突状细胞。这种朗格汉斯细胞迁移至局部淋巴结抗原呈递能力减弱,GM-CSF、IL-1、IL-2、IL-3、IL-4、IL-10、TNF-α、TGF-β 及 IFN-γ 等细胞因子表达上调,可在局部引起细胞因子风暴。GM-CSF、TGF-β 及 IL-3 等细胞因子可抑制朗格汉斯细胞凋亡,促进其增生,并在局部大量聚集。LCH 中朗格汉斯细胞抗原呈递能力减弱可导致免疫系统从固有免疫向适应性免疫转化缺陷,使得免疫系统对朗格汉斯细胞异常增生失去控制。有学者通过 X 染色体连锁 DNA 探针技术研究表明 LCH 患者不同病灶的朗格汉斯细胞是单克隆性的。

最近,有学者在总结近年来关于本病的相关研究的基础上提出了本病发病机制的假说。朗格汉斯细胞在易感个体内产生缺陷,刺激可以通过免疫或炎症反应导致有缺陷的朗格汉斯细胞克隆增生,同时通过正常的朗格汉斯细胞诱导免疫反应。增生的朗格汉斯细胞在组织中通过与其他细胞相互作用导致组织损害的发生。朗格汉斯细胞的攻击性和免疫系统的调节共同决定本病的发展,如果朗格汉斯细胞攻击性强或免疫系统功能不足则损害进展,反之则损害消退。在临床则表现出从局限性病变到多系统受累的多变的疾病类型。

2.肿瘤学说

有研究发现这种增生的朗格汉斯细胞存在染色体等位基因缺失、染色体不稳定性增高及 Ki-67、P53、P16 及 Bcl-2 等细胞周期蛋白及原癌基因表达上调等异常,提示本病是一种肿瘤性疾病。有学者将恶性组织细胞肉瘤病毒转入小鼠机体后,包括朗格汉斯细胞在内的多种组织细胞均能发生肿瘤性,也提示本病可能是一种肿瘤性疾病。遗传学研究发现 LCH 有一定的家族聚集倾向,单卵双生子发生 LCH 较双卵双生子概率高,提示本病与肿瘤性疾病一样具有遗传易感性。本病有浸润及多系统受累特点,抗肿瘤药物治疗有效,也提示本病是一种肿瘤性疾病。但也有学者通过流式细胞术、染色体核型分析、矩阵比较基因杂交技术以及单核苷酸多态性分析等多种分子生物学技术均未发现本病有染色体、基因及细胞周期蛋白的异常,对肿瘤学说提出了挑战。而且,肿瘤学说也不能解释部分患者存在自愈的现象及朗格汉斯细胞处于相对成熟状态等现象。因此,肿瘤学说目前还存在争议。

(三)LCH 病理学改变

本病是一非肿瘤性的 LC 细胞增生。病灶部位可见 LC 外,尚有嗜酸细胞、巨噬细胞和淋巴细胞等不同程度的增生。病程进展后可呈黄色瘤样或纤维化,有局灶性坏死及出血,可见吞噬含铁血黄素颗粒的巨噬细胞。在同一器官中同时出现增生、纤维化或坏死等不同阶段病灶,全身各器官皆可受累。显微镜下除组织细胞外,还可见泡沫样细胞、嗜酸细胞、合体多核巨细胞、少数中性粒细胞、浆细胞、纤维结缔组织及出血、坏死等改变。上述细胞形成大小不一的结节,严重者原有组织结构消失,无分化极差的恶性组织细胞。病变发展快的部位可见单一不充脂的组织细胞,病变越久则易见充脂性组织细胞(即泡沫细胞)。慢性病变则见大量充脂性组织细胞和嗜酸性粒细胞,或以嗜酸性粒细胞为主,形成肉芽肿,增生的中心常见坏死。病变消退可见纤维增生,逐渐纤维化。以上几种改变可见于同一病例的不同时期或不同病变处,也可见于同一损害部位中。

二、临床表现

临床表现因受累器官多少和部位的不同而差异较大。到目前为止,除肾脏、肾上腺、性腺和膀胱受累未见报道外,其他脏器均可受累。可呈局灶性或全身性变化,起病可急可缓,病程可短至数周或长达数年,各亚型有相对特殊的临床表现,但可出现过渡型或重叠性表现。不同年龄患者的临床受累程度不同。发病年龄越小,受累器官数量越多,病情就越严重,随年龄增长而病变变局限,症状也减轻。

LCH 的特征性表现是骨骼破坏。可出现在病程开始或在病程进展中。任何骨骼均可受累,但以扁平骨受累最为多见,主要为颅骨破坏,其他如颌骨、乳突、长骨近端、肋骨和脊椎骨等也可受累。可为单一或多发性骨损害。颅骨病变开始为头皮表面隆起,硬而有轻度压痛,当病变蚀穿颅骨外板后,肿物变软,触之有波动感。多可触及颅骨边缘呈锯齿状。眶骨破坏多为单侧,可致眼球突出或眼睑下垂。下颌骨破坏致齿槽肿胀,牙齿脱落。发生于 6 个月以内婴儿可有早出牙早落牙现象。脊柱严重的骨损害可导致压缩性骨折。

皮疹为常见症状,约 50% 的患儿于起病早期出现。主要分布于躯干、头皮和耳后,也可见于会阴部。起病时为淡红色丘疹,直径 2～3 mm,继而呈出血性,或湿疹样及皮脂溢出样等;以后皮疹结痂、脱屑。触摸时有刺样感觉,脱痂后留有色素脱失的白斑或色素沉着。各期皮疹可同时存在，常成批出现，一批消退，一批又起。

外耳道溢脓也是一种常见的症状，为耳道软组织或骨组织朗格汉斯细胞浸润的结果，除外耳道流脓外可伴有耳后肿胀和传导性耳聋。常呈慢性反复发作，与弥散性耳部细菌感染很难区别，但对抗生素不敏感。CT 检查可见骨与软组织病变。

LCH 的淋巴结病变可表现为三种形式：①单纯的淋巴结病变，即为淋巴结原发性嗜酸性粒细胞肉芽肿；②为局限性 LCH 的伴随病变，常伴有溶骨性病变或皮肤病变；③为全身弥散性病变的一部分。常累及颈部或腹股沟部位的孤立淋巴结，可有局部疼痛。单纯淋巴结受累者预后好。

内脏器官包括肺、肝、脾及脑垂体等也常受累，胸腺和胃肠道也是受累部位之一。合并功能衰竭约占 20%。组织细胞在肝和脾窦浸润可致明显肝脾大。肝脏受累部位多在肝三角区，可为轻度的胆汁淤积到胆管严重损伤。表现为肝功能异常、黄疸、低蛋白血症、腹水及凝血功能异常，进而可发展为硬化性胆管炎、肝纤维化和肝衰竭。肺部病变可为全身的一部分，也可单独存在，任何年龄均可发病，但儿童期多于婴儿。表现为轻重不等的呼吸困难，患儿常伴有咳嗽，当合并呼吸道感染时，症状可急剧加重，可发生肺气肿，甚至出现气胸或皮下气肿，导致呼吸衰竭而死亡。肺功能检查为肺的顺应性下降，常为限制性损害。

中枢神经系统侵犯主要为丘脑-神经垂体区，约占 15%，表现为尿崩症，可有生长障碍（不一定有蝶鞍破坏），后者较尿崩症少见。其他的 CNS 的表现为脑积水、脑神经麻痹、共济失调、构音障碍、眼球震颤、反射亢进、视物模糊以及智力障碍等。椎弓破坏者常伴有肢体麻木、疼痛、无力及瘫痪，甚至大小便失禁。胃肠道病变以小肠和回肠最常见，表现为呕吐、腹泻和吸收不良，长时间可造成小儿生长停滞。

三、临床分型

传统的分型将本病分为勒-雪病、韩-薛-柯综合征和骨嗜酸性粒细胞肉芽肿。

(一)勒-雪病(急性婴儿型)

此型常见而严重，见于婴幼儿，小于 1 岁者占 70%，最小年龄 10 天。男女比为 1.2∶1。主要侵犯内脏和皮肤。临床常见发热、特征性皮疹及肝脾大。

1.临床特点

(1)皮肤损害(真皮浅层组织浸润)：约 97% 病例反复、成批出现形态特异的皮疹,初为棕黄色或暗红色斑丘疹或结节丘疹,继而呈渗出性(湿疹样或脂溢性)或出血性皮疹,可融合成鳞片状或黄色瘤,溃烂、脓肿、结痂、脱屑伴色素沉着或留皮肤白斑,多见于躯干和颈部,四肢较少。疹前发热伴肝脾大,疹退上述症状亦缓解。

(2)肝脾大、淋巴结肿大:肝脾呈中至重度大(>80%),脾大较明显,少数肝功能损害,偶有黄疸、低蛋白血症、腹水和肝坏死。淋巴结肿大占30%。

(3)骨骼缺损:骨骼破坏(15%~50%)主要侵犯颅骨,其次肋骨和四肢管状骨。颅骨肿物初为硬结,以后变软而波动,无红、热、轻压痛,吸收后头皮下凹,可触及骨质缺损边缘。

(4)进行性贫血(70%)和不规则或持续,或周期性低热或高热(89%),腹泻(39%)及营养不良(48%)。

(5)呼吸道症状:肺泡渗出者症状明显(尤为间质浸润型病例),咳嗽、气促及青紫,肺部体征不明显。合并肺泡性肺气肿和肺外积气或自发性气胸等成喘憋症状。可合并感染(71%),病情常突然发作或加重。

(6)慢性难治性中耳炎(29%)。

2.实验室检查

(1)血常规:可一系或全血细胞减少,呈正色素正细胞性贫血,中度以上贫血占57%,网织红细胞>0.2%者占38%,可发生溶血。白细胞数>$10×10^9$/L者62%,血小板>$10×10^9$/L者66%,常见嗜酸性粒细胞增多。

(2)免疫学异常:淋巴细胞转化功能降低,淋巴细胞H_2受体缺乏,Ts及Th减少,异常Ig,高(或低)丙球蛋白血症。

(3)骨髓象:多数有网状内皮细胞增加,LC浸润,继发性全血减少,预后较差。

(4)组织病理检查:皮疹印片、耳脓液或肿物穿刺物涂片检查,用伊红-亚甲蓝法染色,油镜下观察可见成堆组织细胞,其核巨大,染色质疏松,胞浆淡蓝常伴泡沫(又称泡沫细胞),偶可见异形网状细胞;肿大淋巴结活检可见正常淋巴结结构破坏,病理性组织细胞呈片状增生。有时可伴淋巴瘤。

(5)光镜及电镜检查:光镜下LC细胞平均直径12 mm,胞浆量中等,有细小粉红颗粒,空泡及吞噬现象,胞核常折叠或切迹,含1~2个嗜碱性核仁。透射电镜下胞体不规则,有伪足,胞浆丰富,有Birbeck颗粒,呈网球拍状。病灶中LC含Birbeck颗粒多者预后较好。

(6)X线检查。骨骼X线改变:呈特征性溶骨性破坏,长骨呈圆或椭圆形囊状；肋骨肿胀，骨质稀疏或囊状；扁骨呈圆形或不规则形凿穿样，大小不一，边缘锐利呈地图样；椎体扁平。胸部 X 线表现：本病由于组织细胞在肺部浸润的部位，形态和机体反应的不同，呈现多种 X 线征象（表 3-1），X 线演变发展过程按自然病程可分为 3 期。①急性肺泡渗出晚期：吸收快。②间质浸润期：常伴小结节灶(50%)。③晚期纤维变期：勒-雪病之肺泡渗出和间质浸润约各占 65% 和 18%。

表 3-1 细胞组织增生症 X 的肺部 X 线征象

病理改变	X 线征象
肺泡浸润渗出型	双侧散在云絮状小片阴影，呈小叶性分布如龟背状或沿肺纹理周围分布，自肺门向外围散开类似肺水肿（非支气管肺段分布）
间质肺泡浸润型	为本病典型征：广泛分布（以肺门周围及中带为基），稠密度不一的网结影或毛玻璃状，可伴小结节或片状浸润。常伴小囊状阴影，易致间质肺气肿和气胸
间质浸润型	肺纹理增多，毛糙，轻度局限性细网影；肺中内带低密度之细网交织影或呈毛玻璃状，少数呈间质炎变
间质纤维性变	境界清楚之间质增厚，纹理扭曲及条束影
蜂窝肺（病灶周围肺过度充气）	普遍性肺气肿，广泛分布、大小不一之小囊状阴影，可见散在点几片状病灶。易致间质肺气肿和气胸
特殊类型（肺门、纵隔淋巴结、胸腺及胸膜浸润）	肺门及纵隔淋巴结肿大，胸腺肿大，胸膜增厚

目前随着高分辨 CT（HRCT）的广泛使用，发现 HRCT 对肺部受累的 LCH，特别是单独肺损害的 LCH 的诊断价值高于 X 线，但确诊需要肺活检或肺泡灌洗液检查。HRCT 主要表现为早期多表现为双肺内广泛分布于细支气管周围的小斑片影、磨玻璃影和小结节影，部分病灶也可融合成大片状斑片影。结节影是其早期的典型征象，多为双肺对称性分布，以中上肺野为主，肺野基底部及肋膈角附近也可有少量分布；结节数量不定，可多可少，结节边缘通常不规则，当伴发纤维化和囊变时这一征象更为明显；结节通常可见于小叶中央、支气管周围以及细支气管周围，多数和囊变同时存在。在 CT 上还可以看到结节向囊肿转化的过程，表现为结节中央部分密度降低。囊性病变是 LCH 肺部最常见且最典型的征象，常表现为多发于双上肺的小囊腔，病变直径多小于 10 mm，偶尔可见较大囊腔。囊性病变好发于上肺，多为圆形或类圆形病变，少数病例可表现为不规则形，可能与周围组织形态改变有关。2 例病例均特征性的表现为上肺多

发囊性病灶。囊性病变壁多较薄,偶尔可见厚囊壁和结节样囊壁。细胞组织增生症X的肺部X线征象如表3-1所示。

(二)韩-薛-柯综合征

韩-薛-柯综合征(Hand-Schuller-Christian syndrome)属慢性弥散型,又称慢性黄色瘤。典型临床特征为骨质损害、尿崩症及突眼症三联征。多见于2~5岁儿童,男女比为2.3∶1。

1.临床特点

(1)骨质缺损:最早、最常见颅骨缺损,呈囊肿状突起,软,压痛,可触及骨损边缘。下颌受累致牙齿松动脱落及齿槽脓肿,其他骨盆、脊柱、肋骨及肩胛骨也常受累。

(2)突眼:约占1/3。

(3)尿崩症:约1/2病儿发生尿崩,可伴有生长发育障碍(垂体受浸润或蝶鞍破坏压迫所致),但生长发育障碍者少见。

(4)其他:棕红色斑丘疹(>50%),黄色瘤(25%)或出血、脂溢性或湿疹样皮疹,可有呼吸道症状和中耳炎,发热、贫血及肝脾、淋巴结大比勒-雪病轻。约1/3病例有典型三联征,颅骨缺损加突眼为18.2%,颅骨缺损或突眼伴尿崩各占9.1%,单颅骨缺损或尿崩症者分别为29.1%和0.9%。

2.实验室检查

(1)轻度贫血,骨髓涂片可见泡沫细胞。

(2)皮疹或淋巴结活检,或颅骨缺损处穿刺涂片可见大量泡沫细胞及多量嗜酸性粒细胞。

(3)骨骼及肺部X线表现与勒-雪病基本相似。本症骨骼改变常见,肺泡渗出浸润和间质浸润约占44%。

(三)骨嗜酸性肉芽肿

骨嗜酸性肉芽肿是一种良性的骨组织内局限性成熟的组织细胞增生伴大量嗜酸性粒细胞浸润性疾病,可转变为韩-薛-柯病。多见于2~7岁和青少年,男女比为3.3∶1。本病预后良好,90%~95%可治愈,单个病灶可自发缓解。临床特点:①任何骨骼均可受累,但以颅骨、四肢骨、脊椎及骨盆最常见。病灶多为单发,也可多发,患者仅骨受累部位疼痛、肿胀及压痛,椎骨受累出现脊髓压迫症,可发生病理性骨折。多无全身症状仅有低热。不少患儿在偶然体检的情况下或出现病理性骨折时才被发现。唯有脊椎病变的患儿,特别是发生椎弓破坏者,常伴有神经压迫症状,如肢体麻木、疼痛、无力及瘫痪,甚至大小便失禁成为疾病的主诉而就医。但脊椎病变时容易漏诊,应全面检查骨骼的变化。②多发性病灶,常伴发热、畏食及体重减轻等,与韩-薛-柯病相似。偶有肺嗜酸性肉芽肿。③X线检查可见圆形地图样骨缺损。

新的分型:①Ⅰ型,骨骼或软组织的单部位损害,不表现器官功能异常者;②Ⅱ型,骨骼或软组织多部位(≥2个部位)损害,不表现器官功能异常者,可合并眼、耳或脊柱病变,或仅为皮肤多部位损害或有全身发热、体重减轻及生长发育落后等;③Ⅲ型,有器官功能异常者,包括肝、肺功能异常或血细胞减少。

四、诊断

LCH诊断需要临床症状、X线检查和病理检查三方资料互相参照,病理学检查是确诊的依据。有条件应活检送电镜找含Birbeck颗粒的LC。

1987年国际组织细胞协会的"朗格汉斯细胞组织细胞增生症病理诊断标准"为本病分为三级诊断。①确诊:透射电镜在组织细胞内发现Birbeck颗粒或细胞表面CD1a抗原阳性。②临床病理诊断:病变组织在电镜下具组织细胞特点,且细胞具下述两种或以上特征:APT酶染色阳性;S-100蛋白阳性;a-D甘露糖酶阳性及病变细胞与花生凝集素特殊结合。③拟诊(临床诊断):指常规病理检查发现组织细胞浸润。

2009年4月国际组织细胞协会发布了"朗格汉斯细胞组织细胞增生症评估与治疗指南",2009指南认为,朗格素(langerin,CD207)表达阳性可以代表Birbeck颗粒。因此新版指南规定,上述两者具备其中一项者可确诊。只有在颈椎的扁平椎或齿状突孤立受累的LCH患者,由于活检的风险大于组织诊断的需要,可以将Birbeck颗粒作为必需项目。

(一)2009年指南的诊断标准

(1)初诊:病理检查光镜见典型的LCH细胞。

(2)诊断:在光镜的初诊基础上,以下4项中≥2项指标阳性。①APT酶染色阳性;②CD31/S-100蛋白阳性;③a-D甘露糖酶阳性;④花生凝集素受体阳性。

(3)确诊:在光镜检查的基础上,以下3项中≥1项指标阳性。①朗格素阳性;②CD1a抗原(T6)阳性;③电镜检查发现Birbeck颗粒。

(二)国内诊断标准

1.临床表现可具备下列一种或多种症状或体征

(1)发热:热型不规则,可呈周期性或持续高热。

（2）皮疹：主要分布于躯干、头皮和发际。起初为淡红色丘疹，继呈出血性或湿疹样皮脂溢出样皮疹，继而结痂。脱痂后留有白斑。

（3）齿龈肿胀、牙齿松动，或突眼，或流脓，或多饮多尿。

（4）呼吸道症状：咳嗽，重者喘憋、发绀，但肺部体征不明显，呼吸道症状可反复出现。

（5）肝、脾大及淋巴结肿大，或有贫血。

（6）骨损害：颅骨、四肢骨、脊椎骨及骨盆骨可有缺损区。

2.X 线检查

（1）骨骼：长骨和扁平骨皆可发生破坏，病变特征为溶骨性骨质破坏。扁平骨病灶为虫蚀样至巨大缺损，颅骨巨大缺损可呈地图样。脊椎多为椎体破坏，呈扁平椎，但椎间隙不变窄。长骨多为囊状缺损，无死骨形成。

（2）胸部 X 线：肺部可有弥漫的网状或点网状阴影，尚可见局限或颗粒状阴影，需与粟粒型结核鉴别，严重病例可见肺气肿或蜂窝状囊肿、纵隔气肿、气胸或皮下气肿。

3.实验室检查

（1）血常规：无特异性改变，以不同程度贫血较多见，多为正细胞正色素性。重症患者可见血小板降低。

（2）常规免疫检查大都正常，T 抑制细胞及 T 辅助细胞都可减少，可有淋巴细胞转化功能降低，T 淋巴细胞缺乏组胺 H_2 受体。

（3）病理活检或皮肤印片：病理活检是本病的诊断依据，可做皮疹、淋巴结或病灶局部穿刺物或刮除物病理检查。病理学特点是有分化较好的组织细胞增生，此外可见到泡沫样细胞、嗜酸性粒细胞、淋巴细胞、浆细胞和多核巨细胞。不同类型可由不同细胞组成，严重者可致原有组织破坏，但见不到分化较差的恶性组织细胞。慢性病变中可见大量含有多脂质性的组织细胞和嗜酸细胞，形成嗜酸细胞肉芽肿，增生中心可有出血和坏死。

凡符合以上临床、实验室和 X 线特点，并经普通病理检查结果证实，即可初步诊断。确诊条件：除上述临床、实验室和普通病理结果外，尚需进行免疫组化检查，如 S-100 蛋白阳性，特别是电镜检查 Birbeck 颗粒。

五、治疗前评估

LCH 是一组疾病的总称，所囊括的各类疾病临床表现和预后差别较大。明确的临床分级和个体化治疗是提高疗效和患者生活质量的关键。1997 年 WHO

将其分为局限性、全身性、怠惰性、进展性 LCH 以及 LC 肉瘤。2009 年国际组织细胞协会关于"朗格汉斯组织细胞增生症的评估"的指南中对治疗前的评估增加了组织病理学和影像学的内容，使器官受累的标准更加科学、客观和全面。该指南的评估如下。

(一)"危患者解释操作方法，患者签署险器官"受累的标准

1.造血功能受累（伴或不伴骨髓侵犯）

符合以下≥2 项。①贫血：血红蛋白＜100 g/L，婴儿＜90 g/L（非缺铁等引起）；②白细胞减少：白细胞＜4×10⁹/L；③血小板减少：血小板＜100×10⁹/L。骨髓侵犯的定义是在骨髓涂片上证实有 CD1a 阳性细胞。

2.脾脏受累

脾脏在锁骨中线肋缘下＞2 cm。

3.肝脏受累

符合以下≥1 项：①肝脏在锁骨中线肋缘下＞3 cm。②肝功能不良：血浆蛋白＜55 g/L，清蛋白＜25 g/L，不是由于其他原因所致。③LCH 的组织病理学诊断。

4.肺受累

符合以下≥1 项：①肺的高分辨 CT（HRCT）的典型表现；②LCH 的组织病理学/细胞学诊断。

(二)特殊部位受累

压迫脊髓的颈椎导致扁平椎及齿状突受累，伴有脊髓内软组织受压及病变位于重要功能区。由于疾病进展和局部治疗障碍可对患者构成中度危险。

(三)颅面骨受累

眼眶、颞骨、乳突、蝶骨、颧骨及筛骨损害，或上颌窦或鼻旁窦，或颅窝损害，伴有颅内软组织受压。

(四)眼受累

眼球突出，突眼或眼眶损害，颧骨或蝶骨损害。

(五)耳受累

外耳炎、中耳炎、耳漏或颞骨、乳突或岩部损害。

(六)口腔受累

口腔黏膜、牙龈、腭骨、上颌骨及下颌骨损害。

(七)可危及中枢神经系统(CNS)的损害

长期的颅骨受累(不包括穹隆受累),可使患者易患尿崩症。在多系统 LCH 患者,有颅面部,尤其是耳、眼、口受累者,在病程中易发生尿崩症。

该指南根据上述器官受累的标准,进一步对病情进行临床分类,以指导治疗。与 1987 年相比,不再考虑年龄因素,而以考虑脏器与系统受累为主,具体如下。

(1)单系统 LCH(SS-LCH)有 1 个脏器/系统受累(单病灶或多病灶):①单病灶或多病灶(>1 个)骨骼受累;②皮肤受累;③淋巴结受累(不是其他 LCH 引流淋巴结);④肺受累;⑤下丘脑-垂体/CNS 受累;⑥其他(甲状腺及胸腺等)。

(2)多系统 LCH(MS-LCH)有≥2 个脏器/系统受累,伴有或不伴有"危险器官"受累。

(3)下列定位及病变程度分类是全身治疗的指针:①SS-LCH 伴有可危及 CNS 的损害;②SS-LCH 伴有多病灶骨骼损害(MFB);③SS-LCH 伴有特别部位损害;④MS-LCH 伴/不伴危险器官的损害。

六、鉴别诊断

本症应与某些骨骼、淋巴和皮肤器官的疾病以及其他组织细胞增多症相鉴别。

(一)骨骼疾病

上述骨骼的不规则破坏、软组织肿胀、硬化和骨膜反应同样常见于骨髓炎、尤文肉瘤、成骨细胞肉瘤、神经母细胞瘤骨转移、颅骨的表皮样瘤及纤维发育不良等。颅骨的溶骨性损害、突眼以及上眼睑瘀斑往往是神经母细胞瘤的早期表现。

(二)淋巴网状系统

肝脾大和淋巴结肿大,特别是颈淋巴结肿大提示弥散性肉芽肿病,如结核及组织胞浆菌病等。

(三)皮肤病

本症的皮肤改变与脂溢性皮炎、特应性湿疹、脓皮病、血小板减少性紫癜或血管炎等鉴别。皮肤念珠菌感染可能以本病的鳞屑样和色素脱失为其特点,皮疹压片可见成熟组织细胞。

七、治疗

朗格汉斯细胞组织细胞增生症病情轻重悬殊,预后差异大,有不经治疗自愈的报道,但多系统受累的 LCH 病死率高。因此,综合考虑各种危险因素,采取个体化治疗非常重要。治疗方案需结合临床分型及分级而定。

(一)单系统病变

多数预后良好,局灶性骨骼病变可单纯病灶刮除,无须全身化疗。对承重部位骨骼病灶可病灶内注射皮质激素,甲泼尼龙每次 75～750 mg。多发的骨骼损害可短期全身使用皮质激素治疗。如病灶在眼眶骨影响视神经以及在脊椎骨影响脊神经,皮质激素注射难以进行且术后易复发或承重的部位,也可使用低剂量放疗。对淋巴结受累者,除单纯切除外,应短期全身皮质激素治疗。皮肤病变范围较广泛者可使用,皮质激素如泼尼松 1～2 mg/(kg·d)病情控制后改为清晨顿服 3～4 周逐渐减量维持 2～3 个月停药观察。也可予 VP 方案:长春新碱 1～2 mg/(m^2·w)×4 周,泼尼松 1～2 mg/(kg·d)×28 天。疾病控制后每月 1 次 VP 方案,3～4 个月停药。

(二)放疗

适用于孤立的骨骼病变,尤以手术刮除困难的部位如眼眶周围、颌骨、乳突或负重后易发生骨折和神经损伤的脊椎等部位,以及早期的垂体病变。一般照射量为 5～8 Gy(500～800 cGy),照射后 3～4 个月骨骼缺损即可恢复。一般认为,尿崩症出现时间较久(如 6 个月以上),放疗大多无效。皮肤病变对放疗亦不敏感。

(三)化疗

从 1991 年开始国际组织细胞协会对 MS-LCH 进行了 3 个大规模、国际化、前瞻性的治疗研究,即 LCH-Ⅰ、LCH-Ⅱ和 LCH-Ⅲ研究。LCH-Ⅰ研究明确了在甲泼尼龙应用下,长春碱(VBL)与依托泊苷(VP16)同等有效,6 周诱导治疗反应率 49%～57%,复发率 55%～61%,5 年存活率 76%～80%,其中无"危险器官"受累的>2 岁患儿存活率 100%。国内应用 LCH-Ⅰ治疗,用替尼泊苷(VM26)代替 VP16,总有效率 76.5%。LCH-S-98 研究对难治性和多次复发的、伴有"危险器官"受累的危险组 MS-LCH 的 2-氯脱氧腺苷(2-chlorodeoxyadenosine,2-CDA,cladribine,克拉利平)单药治疗方案,诱导治疗反应率 22%,复发率 100%,2 年存活率 67%。LCH-Ⅱ及 LCH-Ⅲ研究将泼尼松与 VBL 作为一线诱导方案,LCH-Ⅱ加入 VP16,LCH-Ⅲ加入甲氨蝶呤(MTX)。LCH-Ⅱ提高了危险组 MS-LCH 诱导治疗反应率,为 63%～71%,降低了复发率为 46%,但 5 年存活率无改善,为 74%～79%。德国 DAL-HX83/90 方案,诱导治疗反应率为 90.9%,复发率为 22.2%。LCH-Ⅳ研究对危险组 MS-LCH 的解救方案(salvage therapy)。LCH-S-2005 研究从 2005 年 12 月开始,研究 2-CDA＋阿糖胞苷(Ara-C)的二线治疗方案。LCH-HCT研究从 2006 年开始,研究低强度预处理的异基因骨髓造血干细胞移植(RIC-SCT)治疗的 1～3 年的无病存活率。

在 2009 年指南中,反映了 LCH-Ⅰ、LCH-S-98、LCH-Ⅱ、LCH-Ⅲ及 DAL-HX83/90 临床研究的结果。该指南强调:①与总疗程 6 个月的化疗相比,总疗程 12 个月的化疗可减少疾病的复发率;②在 MS-LCH 患者,不论是否有"危险器官"受累,如诱导方案 6 周治疗有效,则有很好的长期存活率;③VBL＋泼尼松的诱导方案已被证实有效,并且不良反应少,因此作为所有 MS-LCH 患者的初治疗法;④如果 MS-LCH 有"危险器官"受累者应用诱导方案 6 周无效,则预后较差,需要第 2 疗程的早期强化治疗;⑤SS-LCH 伴有多病灶骨骼损害、特殊部位损害及可危及 CNS 的损害者,治疗后的预后好,但有 30%～50% 的复发率。这些患者有 40% 的可能发生尿崩症或其他内分泌疾病以及实质性脑病。在基底核和小脑发生实质性脑病有很大危险性。对这些患者的治疗目的是防止再发、尿崩症和永久性不良结局。

八、治疗方案

以下介绍几种国外的化疗方案供参考。

(一)2009 年国际组织细胞协会推荐方案

1.一线化疗

(1)诱导缓解:VP方案:泼尼松 40 mg/(m² · d),口服 28 天(4 周),第 5 周(第 29 天)起减半量为 20 mg/(m² · d),7 天后再减半量为 10 mg/(m² · d),1 周后(第 36 天)停药。VBL 每次 6 mg/m²,静脉注射,每周 1 次,共 6 次(第 1、8、15、22、29、36 天)。

上述治疗评估:①无危险器官受累者,对 VP 方案"中度反应者"。②有危险器官受累对治疗有较好反应者;继用上述方案 6 周(第 43 天开始)。患者 6～12 周达 CR(或 NAD)者进入维持治疗。

(2)维持治疗:VP＋6-MP 方案:泼尼松口服每周 5 天,剂量同上;VBL(剂量同上)每 3 周 1 次(第 7～52 周或第 13～52 周);6-MP 50 mg/(m² · d),口服至第

12 个月末(疗程结束)。

(3)解救治疗。适应证:①初诊危险器官受累;②上述初次 6 周诱导治疗后危险器官受累无改善者;③VP 方案第 2 疗程结束后仍有危险器官受累无改善者;④无危险器官受累但 VP 方案第 2 疗程后无改善者。均进入非危险 LCH 的二线治疗方案。

SS-LCH 组:①伴危及 CNS 损害或多病灶骨损害(MFB)或特别部位损害者,应用 6 周 VP 方案,然后进入无 6-MP 的上述维持方案,总疗程 12 个月;②不伴危险器官受累者可进行局部手术治疗,如病情进展则全身化疗。

2.二线(解救方案)化疗

(1)危险 LCH 组:①难治性(正规治疗无效);②复发伴有危险器官受累的 MS-LCH;③伴有造血功能低下的 MS-LCH。

2-CDA＋Ara-C 方案:Ara-C 1 000 mg/(m² · d),静脉滴注 2 小时,连用 5 天;2-CDA 9 mg/(m² · d),静脉滴注(Ara-C 滴完后)。每 4 周应用 1 个疗程,少用 2 个疗程。

RIC-HSCT:预处理方案:福达拉宾＋左旋美法仑＋TBI 或抗 CD52 单抗或 ATG。

(2)非危险 LCH 的二线化疗。病灶内注射糖皮质激素,甲泼尼龙 75～750 mg/次,局部病灶注射。适于不宜手术刮除的局部病灶。

VAP 方案:泼尼松 40 mg/(m² · d),口服,第 1～4 周,第 5～46 周减半量,以后逐渐减量至疗程结束(12 个月)。VCR＋Ara-C 组合:Ara-C 100 mg/(m² · d)×4(第 1～4 天),每天皮下注射;VCR 1.5 mg/(m² · d),静脉注射,第 1 天。以后第 2、5、8、12、17、23 周重复上述 VCR＋Ara-C 组合。若达到 NAD 则停用;未达到 NAD 者,则每 6 周 1 次 VCR＋Ara-C 组合至 NAD。

(3)2-CDA 单药治疗:2-CDA 5～6.5 mg/(m² · d),静脉注射×3,每 3～4 周重复 1 次为 1 个疗程,可用 2～6 个疗程;或 3 mg/(m² · d),在 5～7 天内渐加量至 13 mg/(m² · d)时再用 5 天,每 3～4 周重复 1 个疗程,可用 1～6 个疗程。2-CDA 的不良反应有感染、发热、胃肠道反应、肝功能损害、骨髓抑制及免疫抑制。

(4)2-脱氧克福霉素(2-deoxycoformycin,2-DCF)单药治疗:2-DCF 每次 4 mg/m²,静脉滴注,每周 1 次共 8 次,然后改为每 2 周 1 次,应用 16～18 个月可达 NAD。不良反应同 2-CDA。

(二)DAL-HX90方案

LCH的分组。①A组:仅有骨骼病变的SS-LCH。②B组:软组织病变的SS-LCH或无骨骼病变,无脏器受损。③C组:伴脏器(肝、肺及造血系统)受累的MS-LCH。

1.诱导缓解(A、B组相同)

VEP方案:泼尼松40 mg/(m²·d),分次口服,第1~28天,第29天起减半量用1周后再减半量,一周后停药。VBL每次6 mg/m²,静脉注射,每周1次(第15、22、29、36天),连用4次,或用VDS每次3 mg/m²。VP 16 100 mg/(m²·d),静脉滴注,第1~5天;150 mg/(m²·d)于第15、22、29、36天。

C组泼尼松同A组;VP16 150 mg/(m²·d),静脉滴注,于第1、8、15、22、29、36天共6次,同时静脉注射VBL。

2.维持治疗

A组:PE方案。泼尼松(剂量同上)口服,于第9、12、15、18、24周,每周连用5天,共5周;VP16 150 mg/(m²·d),静脉滴注,每周口服泼尼松,第1天用,共5次。

B/C组:VEP+6-MP方案。泼尼松+VP16同A组;6-MP 50 mg/(m²·d),口服,第6~52周。

(三)LCH-Ⅲ方案

目前国外使用较多的治疗方案为国际组织细胞协会推荐的LCH-Ⅲ方案,该方案把多系统受累的高危和低危患者进行随机分组,并对单系统多病灶骨骼受累和特殊部位单病灶患者进行前瞻性研究。患者分成3组:①高危组,多系统受累且包括1个或1个以上高危器官受累。②低危组,不含高危器官的多系统受累的患者。③其他组,单系统多灶性骨损害或局部的特殊部位受累如脊柱内扩展或鼻旁、脑膜旁、眼眶周围或乳突区域的受累等,可能导致持续性的软组织肿胀。

1.高危组(多系统受累)

由1~2个6周的初始治疗和维持治疗组成,总疗程12个月。

(1)A方案。①VP方案:泼尼松40 mg/(m²·d),分3次口服,持续4周,5~6周逐渐减停;1~6周的每周第一天静脉注射长春碱(VBL)6 mg/(m²·d)。如经过6周的初始治疗,疾病仍进展,可再予6周的初始治疗,泼尼松40 mg/(m²·d),分3次口服,每周3天连续6周;7~12周的每周第一天静脉注射VBL

6 mg/($m^2 \cdot d$);②维持治疗:根据病情于第 7 或第 13 周开始 VP-M 方案。6 MP 50 mg/($m^2 \cdot d$),口服直至 12 个疗程结束;泼尼松 40 mg/($m^2 \cdot d$),分 3 次口服,每 3 周连用 5 天,直至疗程结束;每 3 周的第一天静脉注射 VBL 6 mg/($m^2 \cdot d$),直至疗程结束。

(2)B 方案。①VP-MTX 方案:泼尼松 40 mg/($m^2 \cdot d$),分 3 次口服,持续 4 周,5~6 周逐渐减停;1~6 周的每周第一天静脉注射 VBL 每次 6 mg/m^2。第 1、3、5 周的第 1 天在静脉注射 VBL 后用 MTX 每次 500 mg/m^2,1/10 量半小时静脉快速滴注,其余 9/10 量 23.5 小时静脉维持,同时予 2 000 mL/m^2 液体水化,并于 MTX 结束后 24 小时和 30 小时予 CF 每次 12 mg/m^2 解救 2 次。如经过 6 周的初始治疗,疾病仍进展,可再予 6 周的初始治疗,泼尼松 40 mg/($m^2 \cdot d$),分 3 次口服,每周 3 天连续 6 周;7~12 周的每周第一天静脉注射 VBL 6 mg/($m^2 \cdot d$)。第 7、9、11 周的第 1 天在静脉注射 VBL 后用 MTX 每次 500 mg/m^2,用法同上;②维持治疗:VP+MTX 方案:VP 用法同 A 方案维持,MTX 每次 20 mg/m^2,每周 1 次口服直至疗程结束。

2.低危组

由 1~2 个 6 周的初始治疗和维持治疗组成,总疗程 6 个月或 12 个月。

(1)VP 方案:泼尼松 40 mg/($m^2 \cdot d$),分 3 次口服,持续 4 周,5~6 周逐渐减停;1~6 周的每周第一天静脉注射 VBL 每次 6 mg/m^2。如经过 6 周的初始治疗,疾病仍进展,可再予 6 周的初始治疗,泼尼松 40 mg/($m^2 \cdot d$),分 3 次口服,每周 3 天连续 6 周;7~12 周的每周第一天静脉注射 VBL 每次 6 mg/m^2。

(2)维持治疗:根据病情于第 7 或第 13 周开始 VP 方案。泼尼松 40 mg/($m^2 \cdot d$),分 3 次口服,每 3 周连用 5 天,直至疗程结束;每 3 周的第一天静脉注射 VBL 每次 6 mg/m^2,直至疗程结束。

3.多发性骨病和特殊部位组

6 周的诱导治疗,第 2 个疗程的诱导治疗仅给予疾病进展的患者,总疗程 6 个月。

(1)VP 方案:泼尼松 40 mg/($m^2 \cdot d$),分 3 次口服,持续 4 周,5~6 周逐渐减停;1~6 周的每周第一天静脉注射 VBL 每次 6 mg/m^2。

(2)维持治疗:根据病情于第 7 或第 13 周开始 VP 方案。泼尼松 40 mg/($m^2 \cdot d$),分 3 次口服,每 3 周连用 5 天,直至疗程结束;每 3 周的第一天静脉注射 VBL 每次 6 mg/m^2,直至疗程结束。

(四)日本 LCH Study G roup-2002(JLSG-2002)方案

将患者分为单个系统损害组和多系统损害组,采用该方案治疗,5 年两组反应好的患者分别为 96% 和 78%,5 年 OS 两组分别为 100% 和 94%。

国内有应用胸腺素、α-干扰素(IFN-α)或 IFN-γ、环孢素 A 等免疫制剂对调节免疫功能、减少化疗的远期不良反应有一定效果。可选用以下制剂,在化疗期间应用。

1.胸腺素

5 mg/d,肌内注射,连用 30 天,有效可改为每周 2~3 次,连用 6 个月。

2.环孢素 A(CS-A)

3~6 mg/(kg·d),分 2 次,连用 6~12 个月。或与胸腺素连用。

3.a-Interferon

100 万~150 万 U/d,肌内注射,连用 10 周,以后每周 3 天,共 14 个月。

2009 年国际组织细胞协会指南推荐的支持治疗包括以下几点。①预防卡氏肺孢子虫:口服磺胺甲基异噁唑。②输注红细胞与血小板:为预防移植物抗属主病,输注放射线照射过的血制品。输注 CMV 阴性的血制品。③集落刺激因子:中性粒细胞减少时可应用粒细胞集落刺激因子(G-CSF)。由于朗格汉斯细胞属于单核-巨噬细胞系统,指南明确指出,不推荐使用粒-单细胞集落刺激因子(GM-CSF)。

九、疗效评定标准

(一)疾病状态定义

(1)非活动性疾病(NAD):无疾病证据,所有症状和体征消失。

(2)活动性疾病(AD)。①疾病消退:症状和体征消退,无新损害出现。②疾病稳定:症状或体征持续存在,无新损害出现。③疾病进展:症状和体征有进展,或有新损害出现(孤立骨损害的患者,疾病进展表示出现新的骨病灶或其他器官病灶)。

(二)治疗反应标准

(1)较好反应:①完全消失,达到上述 NAD。②消退:达到上述 AD 的疾病消退。

(2)中度反应:①混合反应,1 个部位有新损害,另一个部位损害消失。②稳定,达到上述 AD 的疾病稳定。

（3）恶化反应，达到上述 AD 的疾病进展。

十、随访

2009 指南推荐在治疗结束后 5 年内，每 6 个月进行体检，测量身高、体重及青春期发育；第 1 年每 3 个月进行的实验室检测包括血常规、血沉、肝肾功能及尿渗透压，第 2～5 年每年检查 1 次。对疑有新的病灶或复发的患者进行骨骼影像学检查。对有耳或乳突受累病史的患者，第 1、5 年进行相应的听力检查。对有肺受累的患者，第 1 年每 6 个月进行 HR-CT 和肺功能检查。有肝功能受累的患者，第 1 年每 6 个月行 B 超检查，第 2～5 年每年检查 1 次。对有尿崩症、其他内分泌病变及可危及 CNS 的损害者，在第 1 年、以后 5 年内每 2 年 1 次头颅 MRI 检查。对有 CNS 受累者，在第 1 年，以后 5 年内每 2 年 1 次进行神经心理学测定。

第二节　外源性过敏性肺泡炎

外源性过敏性肺泡炎也称为过敏性肺炎，是指易感个体反复吸入有机粉尘抗原后诱发的肺部炎症反应性疾病，以肺脏间质单核细胞性炎症渗出、细胞性细支气管炎和散在分布的非干酪样坏死性肉芽肿为特征性病理改变。各种病因所致 EAA 的临床表现相同，可以是急性、亚急性或慢性。临床症状的发展依赖于抗原的暴露形式、强度、时间、个体敏感性及细胞和体液免疫反应程度。急性期以暴露抗原后 6～24 小时出现短暂发热、寒战、肌肉关节疼痛、咳嗽、呼吸困难和低氧血症，脱离抗原暴露后 24～72 小时症状消失为临床特征。持续抗原暴露将导致肺纤维化。

一、流行病学

随着对广泛存在的环境抗原认识，更加敏感的诊断手段的出现，越来越多的 EAA 被认识和诊断，因此近来流行病学研究提示 EAA 是仅次于特发性肺纤维化（IPF）和结节病的一种常见的间质性肺疾病。由于抗原暴露强度、频率和时间不一样，可能也存在疾病诊断标准不一致和认识不够的宿主因素，EAA 在不同人群的患病率差异很大。农民肺在苏格兰农业地区的患病率是2.3％～8.6％；美国威斯康星暴露到霉干草的人群的男性患病率是 9％～12％。芬兰农村人口的年发病率是 44/10 万,瑞典是 23/10 万。在农作业工人中 EAA 症状的发生率远高于疾病的患病率。蘑菇工人中 20% 严重暴露者有症状;嗜鸟者人群中估计的患病率是 0.5%～21%。一项爱鸽俱乐部人员的调查显示鸽子饲养者肺的患病率是 8%～30%。有关化学抗原暴露的人群中 EAA 的流行病学资料很少。不同的 EAA,其危险人群和危险季节都不一样。农民肺发病高峰在晚冬和早春,患者多是男性农民,与他们在寒冷潮湿气候使用储存干草饲养牲口有关。PBD 没有明显的季节性,在欧洲和美国多发生于男性,而在墨西哥则多发生于女性。欧洲和美国的嗜鸟者肺主要发生于家里养鸟的人群,无明显的性别差异。日本夏季型 EAA 高峰在日本温暖潮湿地区的 6 月到 9 月间,多发生于无职业的家庭妇女。

80%～95% 的 EAA 患者都是非吸烟者。这可能是因为吸烟影响了血清抗体的形成,抑制肺脏的免疫反应,但是相关机制不是很清楚。虽然现吸烟者患 EAA 的可能性小,但也不绝对。

人群对 EAA 的易感性也不一样。除了与暴露的不一样有关外,也与宿主的易感性(遗传或获得)有关。虽然早期的研究没有证实 EAA 患者和无 EAA 的暴露人群中 HLA 表型的明显差异,但是有研究证实 PBD 患者和无症状的暴露人群及普通人群的 HLA-DR 和 HLA-DQ 表型存在差异。TNF-α 启动子在 PBD 患者较对照组增多,但是血清 TNF-α 水平无明显差异。

二、病因

许多职业或环境暴露可以引起 EAA,主要是这些环境中含有可吸入的抗原,包括微生物(细菌、真菌和它们的组成部分),动物蛋白和低分子量化合物。最近研究提示有些引起 EAA 的暴露抗原是混合物,疾病并不总是由单一抗原所致。根据不同的职业接触和病因,EAA 又有很多具体的疾病命名。农民肺是 EAA 的典型形式,是农民在农作中吸入霉干草中的嗜热放线菌或热吸水链霉菌孢子所致。表 3-2 列出了不同名称的 EAA 及相关的环境抗原和可能的病因。在认识到 EAA 与职业环境或粉尘暴露的关系后,一些减少职业暴露的措施已经明显降低了许多职业环境中 EAA 的发生。虽然,现在由于传统职业所致的 EAA 已经不是像 20 多年前常见,但是,新的环境暴露抗原和疾病还在不断被认识,尤其家庭环境暴露引起的 HP 是目前值得重视的问题,如暴露于宠物鸟(鸽子、长尾鹦鹉),污染的湿化器,室内霉尘都可以引起 EAA,而且居住环境的暴露很难识别。北京朝阳医院确诊的 31 例 EAA 中,27 例(87.09%)是宠物饲养或嗜好者(鸽子20例,鹦鹉2例,猫2例,狗2例,鸡1例),蘑菇种植者1例,制曲工1例,化学有机物2例(其中1例为染发剂,1例为甲苯二氰酸酯)。另有6例(19.4%)为吸烟者。

表 3-2 过敏性肺炎的常见类型和病因

疾病	抗原来源	可能的抗原
1.微生物		
农民肺	霉干草,谷物,饲料	嗜热放线菌热 吸水链霉菌
蔗尘肺	发霉的蔗渣	嗜热放线菌
蘑菇肺	发霉的肥料	嗜热放线菌
空调/湿化器肺	污染的湿化器、空调、暖气系统	嗜热放线菌、青霉菌、克雷伯菌
夏季过敏性肺泡炎	室内粉尘	皮肤毛孢子菌
软木尘肺	发霉的软木塞	青霉菌
麦芽工人肺	污染的大麦	棒曲霉
乳酪工人肺	发霉的乳酪	青霉菌
温室肺	温室土壤	青霉菌
2.动物蛋白		
鸟饲养或爱好者肺(鸽子、鹦鹉)	鸟分泌物、排泄物、羽毛等	蛋白
鸡饲养者肺	鸡毛	鸡毛蛋白
皮毛工人肺	动物皮毛	动物皮毛
垂体粉吸入者肺	垂体后叶粉	后叶加压素
3.化学物质		
二异氢酸	二异氢酸酯	变性蛋白

三、发病机制

EAA主要是吸入抗原后引起的肺部巨噬细胞-淋巴细胞性炎症并有肉芽肿形成,以$CD8^+$淋巴细胞增生和$CD4^+$ Th_1淋巴细胞刺激浆细胞产生大量抗体尤其是IgG为特征。在暴露早期BALF的$CD4^+$ Th_1细胞增加,但是之后多数病例是以$CD8^+$细胞增加为主。巨噬细胞和$CD8^+$毒性淋巴细胞参与的免疫机制还没有完全阐明。

EAA的急性期主要是吸入抗原刺激引起的巨噬细胞-淋巴细胞反应性炎症,涉及外周气道及其周围肺组织。亚急性期主要聚集的单核细胞成熟为泡沫样巨噬细胞,形成肉芽肿,但是在亚急性过程中,也形成包括浆细胞的淋巴滤泡,伴携带 CD40 配体的 $CD4^+$ Th_1 淋巴细胞增生,后者可以激活 B 细胞,提示部分抗体是在肺部局部形成。慢性阶段主要是肺纤维化。引起急性、亚急性和慢性的免疫机制相互重叠。

(一)Ⅲ型免疫反应

早期认为 EAA 是由免疫复合物介导的肺部疾病,其理论依据包括:①一般于暴露 2～9 小时后开始出现 EAA 症状;②有血清特异沉淀抗体;③病变肺组织中发现抗原、免疫球蛋白和补体;④免疫复合物刺激 BAL 细胞释放细胞因子增加,激活巨噬细胞释放细胞因子。

然而,进一步研究发现:①同样环境抗原暴露人群中,50％血清沉淀抗体阳性者没有发病,而且血清沉淀抗体与肺功能无关;②抗原吸入刺激后血清补体不降低;③抗原-抗体复合物介导的血管炎不明显;④EAA 也可发生于低球蛋白血症患者。

(二)Ⅳ型(细胞)免疫反应

细胞免疫反应的特征是肉芽肿形成。EAA 的肺组织病理学改变特点之一是淋巴细胞性肉芽肿性炎症,肉芽肿是亚急性期 EAA 的主要病理改变,而且抑制细胞免疫的制剂可以抑制实验性肉芽肿性肺炎。抗原吸入后刺激外周血淋巴细胞重新分布到肺脏,局部淋巴细胞增生,以及淋巴细胞凋亡减少使得肺脏淋巴细胞增多。因此抗原刺激几天后,局部免疫反应转向 T 细胞为主的肺泡炎,淋巴细胞占 60％～70％。在单核细胞因子,主要是 MIP-1 的激活下,幼稚巨噬细胞转化成上皮样细胞和多核巨细胞,形成肉芽肿。然而,这种单核细胞转化成多核巨细胞形成肉芽肿的生物学细节还不是很清楚。

(三)细胞-细胞因子

目前认识到 EAA 的发生需要反复抗原暴露,宿主对暴露抗原的免疫致敏,免疫反应介导的肺部损害。然而,涉及 EAA 免疫机制的细胞之间的交互作用还不是十分清楚。抗原吸入后,可溶性抗原结合到 IgG,免疫复合物激活补体途径,通过补体 C_5 激活巨噬细胞,巨噬细胞被 C_5 激活或活化抗原颗粒激活后,释放趋化因子,包括白介素-8、巨噬细胞炎症蛋白-1α、调节激活正常 T 细胞表达和分泌因子和细胞因子,包括 IL-1、IL-6、IL-12、肿瘤坏死因子、转化生长因子(TGF-β)。首先趋化中性粒细胞,几个小时后趋化和激活循环 T 淋巴细胞和单核细胞移入肺脏。

IL-8 对淋巴细胞和中性粒细胞都有趋化性。MIP-1α 不仅对单核/巨噬细胞和淋巴细胞有趋化性，也促进 $CD4^+Th_0$ 细胞转化成 Th_1 细胞。IL-12 也促进 Th_0 转化成 Th_1 细胞。$CD4^+Th_1$ 淋巴细胞产生 IFN-γ，促进肉芽肿形成。EAA 鼠模型证实 IFN-γ 是激活巨噬细胞发展形成肉芽肿的关键。IL-1 和 TNF-α 引起发热和其他急性反应，TNF-α 促进其他因子如 IL-1、IL-8 及 MIP-1 的产生，促进细胞在肺内的聚集与激活及肉芽肿形成。EAA 患者 BALF 中可溶性 TNFR1、TNFR2 和 TNF-α 水平增高，同时肺泡巨噬细胞的 TNFR1 表达也增强，提示 TNF-α 及其受体在 EAA 的作用。IL-6 促进 B 细胞向浆细胞转化和 $CD8^+$ 细胞成熟为毒性淋巴细胞。激活的肺泡巨噬细胞分泌 TGF-β，可以促进纤维化形成和血管生成。

巨噬细胞除了通过释放细胞因子产生作用外，还通过增强表达附着分子促进炎症反应。激活的巨噬细胞增强表达 CD80 和 CD86，激活的 T 淋巴细胞增强表达 CD28。CD80/86（也称之为 B-7）及其配体 CD28 是抗原呈递和 $CD4^+Th$ 细胞激活 B 细胞必需的共同刺激分子，阻止这种结合可以抑制鼠 HP 模型的炎症反应。内皮附着分子是炎症细胞进入肺组织的关键。激活的巨噬细胞不仅表达 CD18/11（ICAM-1的配体），也增强表达 ICAM-1。抑制 ICAM-1 可以阻止淋巴细胞聚集。

EAA 患者 BALF 的自然杀伤细胞也增加，抗原暴露后肥大细胞增加，脱离抗原后 1～3 个月回到正常。大多数 EAA 的 BALF 肥大细胞具有结缔组织特征，与纤维化有关，而不是黏液型，如哮喘患者。虽然 EAA 没有组织胺相关的症状，但是肥大细胞可能也产生细胞因子，参与单核细胞和淋巴细胞聚集和成熟，促进纤维化。EAA 早期 BALF 包括玻璃体结合蛋白，纤维连接蛋白，前胶原Ⅲ多肽，前胶原Ⅲ多肽和肥大细胞相关，EAA 鼠模型和患者资料都显示 BALF 的肥大细胞增加，而肥大细胞缺陷的鼠不发展成肺部炎症。

（四）其他

BAL 显示致敏宿主暴露抗原后 48 小时内中性粒细胞在肺脏聚集，这可能是气道内免疫复合物刺激，补体旁路途径的激活和吸入抗原的内毒素效应或蛋白酶效应。这些因素造成的肺损伤促进肺脏的抗原暴露，促进免疫致敏和进一步的肺损害。我们曾经通过热吸水链霉菌胞外蛋白酶诱发 EAA，48 小时内主要是肺脏中性粒细胞聚集，3 周后形成肉芽肿和慢性淋巴细胞性炎症。

吸烟和病毒感染也被认为是影响 EAA 肺炎发展的重要因素。现行吸烟者可以保护免得 EAA。而病毒感染可以增加患 EAA 的可能。呼吸道合胞病毒和仙台病毒增加小鼠的 EAA。这可能涉及抗原提呈细胞或 T 细胞共同刺激分子的变化和肺泡巨噬细胞抑制炎症的能力降低。有些患者虽然已经暴露多年，但只是在最近的急性呼吸道感染后出现。鼠 EAA 模型显示呼吸道合胞病毒感染增加肉芽肿形成和 IL-8 和 IFN-γ 的产生。然而，促进更加复杂的人类免疫反应机制发展的因素还不清楚。

只有不到 10％ 的常规暴露人群发病，大多数暴露人群仅有正常的抗体反应。抗体单独存在不足以产生疾病，而是涉及 CD8$^+$ 细胞毒性淋巴细胞的迟发性变态反应共同参与。CD8$^+$ 激活需要 T 细胞受体结合到抗原提呈细胞的 Ⅰ 类 MHC 分子上，但是试图联系 EAA 与 Ⅰ 类 MHC 分子的研究结果是不一致的。

总之，临床研究和动物实验结果提示 EAA 是易感个体受到环境抗原刺激后通过Ⅲ型和Ⅳ型免疫反应引起的肺脏慢性炎症伴肉芽肿形成，然而，确切的免疫机制还不很清楚。此外，个体易感性差异、炎症吸收和纤维化的机制也不清楚。

四、病理改变

EAA 的特征性病理改变包括以淋巴细胞渗出为主的慢性间质性肺炎，细胞性细支气管炎（气道中心性炎症）和散在分布的非干酪样坏死性小肉芽肿，但是依发病形式和所处的疾病阶段不同，组织病理学改变也有各自的特点。

急性期的组织病理特点，主要是肺泡间隔和肺泡腔内有淋巴细胞、肥大细胞、中性粒细胞、单核-巨噬细胞浸润。早期病变主要位于呼吸性细支气管周围，其后呈肺部弥散性改变。浸润的细胞大多数是淋巴细胞，聚集在肺泡腔内，多数淋巴细胞是 CD8$^+$ 的 T 淋巴细胞。常见中央无坏死的肉芽肿和多核巨细胞，可见局灶性闭塞性细支气管炎伴机化性肺炎样改变。

亚急性期主要组织学特点是非干酪样坏死性肉芽肿，主要由上皮样组织细胞、多核巨细胞和淋巴细胞组成的一种松散的边界不清楚的小肉芽肿病变，通常单个存在于细支气管或邻近肺泡腔。肉芽肿一般于抗原暴露后 3 周左右形成，避免抗原接触后 3～4 个月内可消失。其次，组织学可见肺泡间隔和肺泡腔内有由淋巴细胞、浆细胞、肥大细胞等组成的炎性细胞渗出呈现时相一致的以细支气管为中心的非特异性间质性肺炎（NSIP）改变，虽然急性暴露后早期可以见到中性粒细胞，但是中性粒细胞和嗜酸性粒细胞通常不明显。急性期一般无纤维化改变。间质纤维化和蜂窝肺主要见于疾病晚期或慢性 EAA。Reyes 等对 60 例农民肺进行病理研究发现间质性肺炎占 100％，肉芽肿 70％，机化性肺炎 65％，间质纤维化 65％，泡沫样细胞 65％，外源性异物 60％，孤立巨细胞 53％，细支气管炎 50％。闭塞性细支气管炎伴机化性肺炎 10％～25％。

慢性 EAA 或停止抗原暴露后数年,细支气管炎和肉芽肿病变可能消失,仅遗留间质性炎症和纤维化或伴蜂窝肺样改变,这种间质纤维化可能是气道中心性或与普通型间质性肺炎(UIP)难以鉴别。因此,EAA 可能代表一部分病理证实的 NSIP、BOOP、UIP。

引起 EAA 的环境也含有 G⁻ 杆菌内毒素尘埃,急性暴露后出现发热和咳嗽;慢性暴露引起支气管炎和肺气肿。这种混合暴露的结果是公认可以患 EAA,一种淋巴细胞性疾病,也可以患 COPD,一种中性粒细胞性疾病,或二者都有。

五、临床表现

急性形式是最常见和具有特征的表现形式。一般在明确的职业或环境抗原接触后 2~9 小时开始出现"流感"样症状,如畏寒、发热、全身不适伴胸闷、呼吸困难和咳嗽,症状于 6~24 小时最典型。两肺底部可闻及细湿啰音或细小爆裂音,偶闻哮鸣音。反应强度或临床表现与吸入抗原的量与暴露时间有关。如果脱离抗原接触,病情可于 24~72 小时内恢复。如果持续暴露,接触和症状发作的关系可能不明显,反复急性发作导致几周或几个月内逐渐出现持续进行性发展的呼吸困难,伴咳嗽,表现为亚急性形式。

慢性形式是长期暴露于低强度抗原所致,也可以是反复抗原暴露导致急性或亚急性反复发作后的结果。主要表现为隐匿性发展的呼吸困难伴咳嗽和咳痰及体重减轻。肺底部可以闻及吸气末细小爆裂音,少数有杵状指。晚期有发绀、肺动脉高压及右心功能不全征象。

20%~40% 的慢性 EAA 表现为慢性支气管炎的症状,如慢性咳嗽伴咳痰,有些甚至在普通胸部 X 线上不能发现肺实质的病变。病理学研究证实了农民肺存在支气管炎症。嗜鸽者也经常表现支气管炎的症状和黏液纤毛清除系统功能降低。因为多数 EAA 患者是非吸烟患者,没有其他原因解释其慢性支气管炎的原因,因此,这可能是 EAA 本身的结果,与慢性 EAA 的气道高反应性相关。

六、胸部影像学

(一)胸部 X 线

急性形式主要表现为以双侧中下肺野分布为主的弥散性分布的边界不清的小结节影,斑片磨玻璃影或伴实变(图 3-1,图 3-2),病变倾向于下叶肺。在停止抗原暴露后 4~6 周急性期异常结节或磨玻璃影可以消失。因此急性发作缓解后的胸片可以无异常。影像学的变化与症状的关系不明显。

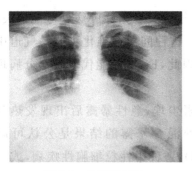

图 3-1 急性期 EEA

胸部 X 线显示双肺弥散性分布斑片磨玻璃影，

下叶肺及外周分布为主

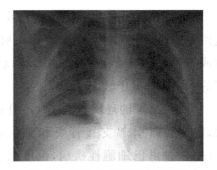

图 3-2 胸片示双下肺磨玻璃影

亚急性主要是细线条和小结节形成的网结节影（图 3-3）。慢性形式主要表现为以上中肺野分布为主的结节、粗线条或网状影（图 3-4），疾病晚期还有肺容积减小、纵隔移位以及肺大疱形成或蜂窝肺。一些病例表现急性、亚急性和慢性改变的重合。罕见的异常包括胸腔积液、胸膜肥大、肺部钙化、空洞、不张、局限性阴影（如钱币样病变或肿块）以及胸内淋巴结增大。

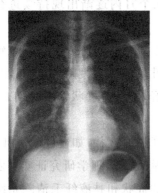

图 3-3 亚急性期 EEA

胸部 X 线显示双肺弥散性分布的边界不清的

小结节影，以中下叶肺明显

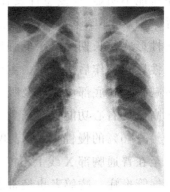

图 3-4 慢性期 EEA

胸部 X 线显示双肺弥散性分布的网结节影，

下肺磨玻璃影

（二）胸部 CT/HRCT

急性形式的胸部 HRCT 表现为大片状或斑片性磨玻璃和气腔实变阴影，内有弥散性分布的边界难以区分的小结节影，直径<5 mm，沿小叶中心和细支气管周围分布；斑片性磨玻璃样变和肺泡过度充气交错形成马赛克征象。

亚急性形式主要显示弥散性分布的边界不清的小结节影沿小叶中心和细支

气管周围分布,这些结节代表细支气管腔内肉芽组织或细胞性细支气管周围炎症。细支气管炎引起支气管阻塞引起气体陷闭,形成小叶分布的斑片样过度充气区。

慢性形式主要表现小叶间隔和小叶内间质不规则增厚,蜂窝肺伴牵拉性支气管或细支气管扩张和肺大疱;间或混有斑片性磨玻璃样变。蜂窝肺见于50%的慢性EAA。肺气肿主要见于下肺野,见于亚急性和慢性非吸烟者,可能与细支气管炎或阻塞有关。这种改变类似于IPF,不同的是前者的纤维化一般不影响肋膈角。轻度反应性纵隔淋巴结增大也比较常见。

七、辅助检查

(一)血液化验

急性EAA的外周血白细胞(中性粒细胞)一过性和轻度增高,血沉、C反应蛋白也经常升高。外周血嗜酸性粒细胞和血清IgE正常。一些EAA患者血清可以检测到针对特异性抗原的沉淀抗体(IgG、IgM和IgA)。由于抗原准备尚没有标准化,因此很难确认阴性的意义,除非抗原用EAA患者或非EAA患者血清检验过,因此,商品EAA抗体组合试验阴性不能除外EΛΛ的诊断。但是,血清特异性沉淀抗体阳性也见于无症状的抗原接触者,如30%~60%的无症状饲鸽者存在对鸽子抗原的抗体;2%~27%的农民的血清存在抗M.Faeni抗体。此外,停止暴露后血清沉淀抗体会消失,在停止抗原暴露后6年,50%的农民肺患者血清抗体转阴;50%的PBD或嗜鸟者肺在停止抗原暴露后2~3年,其血清沉淀抗体转阴。因此,这种特异抗体的存在只说明有变应原接触史,并无诊断特异性,反过来抗体阴性也不能排除诊断。

(二)肺功能试验

疾病早期可能仅表现弥散功能障碍、肺泡-动脉氧分压差增加和运动时低氧血症,随着疾病进展出现限制性通气功能障碍,肺容积降低,气流速度正常或增加,肺弹性回缩增加。也可以有轻度气道阻塞和气道阻力增加,这可能与细支气管炎或肺气肿有关。20%~40%的EAA患者存在非特异气道高反应性。5%~10%的EAA患者临床有哮喘发作。停止抗原暴露后,气道高反应性和哮喘减轻。北京朝阳医院的资料分析显示31例EAA患者中,92.9%有DL_{CO}降低,85.2%小气道病变,72.4%限制性通气功能障碍,50%有低氧血症,36.7%出现呼吸衰竭。

（三）支气管肺泡灌洗

当支气管肺泡灌洗（BAL）距离最后一次暴露超过 5 天，40%～80% 的患者 BALF 中 T 淋巴细胞数呈现 2～4 倍的增加，尤其是 $CD8^+$ 细胞增加明显，导致 $CD4^+/CD8^+<1$ 或正常，但是有时 $CD4^+/CD8^+>1$ 或正常。这可能与暴露的形式、疾病的形式（急性或慢性）、BAL 离最后一次暴露的时间有关，有些研究提示 BALF 中 $CD8^+$ 细胞的增加与肺纤维化相关。$CD4^+$ 细胞为主见于 EAA 的纤维化阶段。许多 $CD8^+$ 细胞表达 CD57（细胞毒性细胞的标记）和 CD25（IL-2 受体）及其他活性标记，当抗原暴露持续存在，这些活性标记细胞增加。BALF 的淋巴细胞与持续的抗原暴露有关，不提示疾病和疾病的预后。此外，肺泡巨噬细胞也呈激活状态。当在暴露后 48 小时内进行 BAL 或吸入抗原后的急性期 BALF 的中性粒细胞的比例可以呈中度增加，表现一过性的中性粒细胞性肺泡炎。肥大细胞时有增加。

八、诊断与鉴别诊断

根据明确的抗原接触史，典型的症状发作及与抗原暴露的明确关系，胸部影像学和肺功能的特征性改变，BAL 检查显示明显增加的淋巴细胞（通常淋巴细胞>40% 和 $CD4^+/CD8^+<1$），可以做出明确的诊断。TBLB 取得的合格病理资料将进一步支持诊断，一般不需要外科肺活检。

由于抗原制备没有标准化，含有非特异成分，因此用可疑抗原进行的皮肤试验不再具有诊断价值。特异性抗原吸入激发试验难以标准化，并且有一定的危险性，也不常规采用。表 3-3 列出了建立外源性过敏性肺泡炎诊断的主要标准和次要标准，如果满足 4 个主要标准和 2 个次要标准或除外结节病、IPF 等，EAA 诊断可以确定。有时组织学提示 EAA 而胸片正常。但是正常 HRCT 降低了急性或慢性 EAA 的可能，但是 2 次急性发作之间的 HRCT 可能正常。正常 BALF 也有利于排除 EAA。

表 3-3　建立外源性过敏性肺泡炎的诊断标准

主要诊断标准	次要诊断标准
EAA 相应的症状（发热、咳嗽、呼吸困难）	两肺底吸气末爆裂音
特异性抗原暴露（病史或血清沉淀抗体）	DL_{CO} 降低
EAA 相应的胸部 X 线或 HRCT 改变（细支气管中心结节，斑片磨玻璃影间或伴实变，气体陷闭形成的马赛克征象等）	低氧血症
BALF 淋巴细胞增加，通常>40%（如果进行了 BAL）	

续表

主要诊断标准	次要诊断标准
相应的组织病理学变化(淋巴细胞渗出为主的间质性肺炎,细支气管炎,肉芽肿)(如果进行了活检)	
自然暴露刺激阳性反应(暴露于可疑环境后产生相应症状和实验室检查异常)或脱离抗原接触后病情改善	

急性 EAA 需要与感染性肺炎(病毒、支原体等)鉴别,另外,也需要与职业性哮喘鉴别。慢性 EAA 需要与各种其他原因所致的间质性肺炎、结节病和肺结核进行鉴别。需要与 EAA 进行鉴别的疾病列于表 3-4。

表 3-4　EAA 不同阶段的鉴别诊断

急性

A.急性气管支气管炎,支气管炎,肺炎

B.急性内毒素暴露

C.有机粉尘毒性综合征

D.变应性支气管肺霉菌病(ABPA)

E.反应性气道功能异常综合征

F.肺栓塞

G.吸入性肺炎

H.隐源性机化性肺炎(COP)

I.弥散性肺损害

亚急性

A.反复肺炎

B.ABPA

C.肉芽肿性肺疾病

D.感染:结核,真菌

E.铍病

F.硅沉着病

G.滑石沉着病

H.朗格汉斯细胞组织细胞增生症

I.Churg Strauss 综合征

J.韦格纳肉芽肿

K.结节病

慢性

　A.特发性肺纤维化(IPF)

　B.COPD 合并肺纤维化

　C.支气管扩张

　D.鸟型分枝杆菌肺疾病

九、治疗

根本的预防和治疗措施是脱离或避免抗原接触。改善作业卫生、室内通风和空气污染状况,降低职业性有机粉尘和环境抗原的吸入可以有效预防 EAA 的发生。单纯的轻微呼吸道症状在避免抗原接触后可以自发缓解,不必特殊治疗。但对于急性重症和慢性进展的患者则需要使用糖皮质激素,其近期疗效是肯定的,但是其远期疗效还没能确定。急性重症伴有明显的肺部渗出和低氧血症,经验性使用泼尼松30～60 mg/d,1～2 周或直到临床、影像学和肺功能明显改善后减量,疗程 4～6 周。亚急性经验性使用泼尼松 30～60 mg/d,2 周后逐步减量,疗程 3～6 个月。如果是慢性,维持治疗时间可能需要更长。

十、预后

如果在永久性影像或肺功能损害出现之前完全脱离抗原暴露,EAA 的预后很好。但是如果持续暴露,10%～30%会进展成弥散性肺纤维化、肺源性心脏病,甚至死亡。农民肺的病死率是 0～20%,与发作的次数相关。虽然急性大量暴露导致死亡的报告也有几例,但是死亡多发生于症状反复发作 5 年以上者。预后与 EAA 的形式或抗原的种类不同、暴露的性质不同有关。长期低水平暴露似乎与不良预后有关,而短期间歇暴露的预后较好。如在美国和欧洲的 PBD 有好的预后,而墨西哥的 PBD 预后较差,5 年病死率达 30%。不幸的是许多慢性 EAA 表现肺纤维化和肺功能异常,停止暴露后也只能部分缓解,因此早期诊断 EAA,脱离或避免抗原的接触是改善预后的关键。

第四章

呼吸睡眠调节异常

第一节 原发性肺泡低通气

原发性肺泡低通气(primary alveolar hypoventilation,PAH)是一种原因不明的呼吸调节异常。健康人自主呼吸是借助化学感受器和呼吸中枢的调节,使$PaCO_2$和pH保持在狭窄的生理范围内。PAH患者存在某些尚未发现的呼吸调节系统缺陷,呼吸中枢对CO_2刺激的敏感性和反应性均降低,致使肺泡通气减少,持续存在高碳酸血症和低氧血症。

PAH可发生在任何年龄,主要累及20~50岁的男性。典型者呈隐袭发展,常在应用常规剂量镇静或麻醉药出现严重的呼吸抑制后才首先被发现。通气不足至一定程度可出现睡眠紊乱、清晨头痛、白天嗜睡及易疲劳、记忆力减退、严重者可出现发绀、红细胞计数增多、肺动脉高压和充血性心力衰竭。尽管动脉血气分析提示严重的低氧和二氧化碳潴留,但少见呼吸困难,可能因为化学感受器和通气驱动受损。屏气时间可明显延长而没有任何呼吸困难感觉。尽管患者清醒时可保持节律性呼吸,但通气水平已低于正常,并且在睡眠时进一步恶化,伴随着频繁的中枢性低通气或呼吸暂停。如不治疗,通常可在数月或数年内出现病情进行性加重,最终死亡。

PAH诊断的依据是患者存在慢性呼吸隆酸中毒而无呼吸肌力不足或通气机制受损证据。由于患者能有意识地过度通气,进而使$PaCO_2$降至正常甚至更低水平,所以单次动脉血气分析不一定能揭示高碳酸血症,但可揭示HCO_3^-增加。实验室检查可发现,尽管呼吸力学和呼吸肌力量无异常,但对高CO_2和低氧刺激的通气反应可明显减弱或丧失。

PAH应与其他继发于脑干或化学感受器病变的低通气相区别。临床资料包括神经系统检查可提供线索,肺功能和睡眠呼吸监测对诊断和鉴别诊断具有

重要价值。部分 PAH 患者对茶碱、黄体酮等具有较好的药物反应。由于许多
PAH 患者存在高碳酸血症和低氧血症，因此，在改善通气的同时，应给予合理的
氧疗，能防止长期低氧血症导致的组织损害，降低肺动脉高压，降低死亡率，对于
经上述方法治疗效果不佳者，需给予机械通气呼吸支持，常用无创正压通气。其
适应证为：①具有夜间低通气症状，如白天嗜睡、早晨头痛、疲乏、噩梦及遗尿等；
②休息时呼吸困难；③导致肺动脉高压和肺源性心脏病时的低通气；④吸氧时存
在夜间低氧血症（动脉血氧饱和度低于 88%）。植入性膈神经起搏及体外负压
通气也可试用。

第二节　肥胖低通气综合征

肥胖低通气综合征（obesity hypoventilation syndrome，OHS）是一种以肥胖
和高碳酸血症为特征的综合征，亦称匹克威克综合征（Pickwickian syndrome）。
临床主要表现为病态肥胖，静息状态下的低氧血症、高碳酸血症、重度嗜睡、肺动
脉高压和慢性右心衰竭，通常与 OSA HS 合并存在。但较单纯 OSA HS 有更高
的并发症发生率和死亡率。

OHS 在普通人群中的准确发病率不清楚，有报道在肥胖 OSA HS 患者中发
病率为 10%～20%，而在 BMI＞35 kg/m² 的住院人群中发病率为 31%。

一、病因及发病机制

其发病机制可能与呼吸系统负荷过重、呼吸中枢调节异常、睡眠呼吸疾病、
神经激素等有关。OHS 患者有特征性的持续夜间低氧血症，这一点与 OSA HS
不同。OSA HS 患者的夜间低氧血症只是频繁的、间歇性的，并与 AHI 相关。
在 OHS 中，大约 90% 的患者同时存在阻塞性睡眠呼吸暂停综合征（AHI≥5，有
或没有睡眠低通气综合征）；而 10% 的患者则伴有睡眠低通气综合征（AHI＜5，
睡眠低通气综合征患者的特点为睡眠时的 $PaCO_2$ 较清醒时的增加 1.3 kPa
（10 mmHg），而同时存在的氧饱和度持续减低不能用阻塞性呼吸暂停和低通气
事件解释。值得注意的是，低通气不同于换气不足，低通气是指 OSA HS 患者
在多导睡眠图上所出现的阻塞性呼吸事件，表现为气流幅度的降低。

二、诊断

OHS 的诊断包括以下内容。

(1)肥胖(BMI≥30 kg/m²)和清醒时的二氧化碳潴留[$PaCO_2$≥6.0 kPa (45 mmHg)],是诊断的必备条件,通常伴有 PaO_2<9.3 kPa(70 mmHg)。需要指出的是,BMI 在亚洲人或中国人诊断 OHS 所需的标准(BMI≥30 kg/m²)尚需更多的流行病学资料以明确。

(2)大多数患者(约 90%)同时存在睡眠呼吸疾病。

(3)如果患者的夜间动脉血 $PaCO_2$ 较白日升高超过 1.3 kPa(10 mmHg),则更有意义。

(3)排除其他疾病引起的高碳酸血症,如严重的阻塞性气道疾病;严重的间质性肺疾病;严重的胸壁疾病;严重的甲状腺功能减退;肢端肥大症;神经肌肉疾病和先天性中枢性肺泡低通气综合征。

三、鉴别诊断

需要排除其他疾病的引起高碳酸血症,如严重的阻塞性气道疾病;严重的间质性肺疾病;严重的胸壁疾病;严重的甲状腺功能减退;肢端肥大症;神经肌肉疾病和先天性中枢性肺泡低通气综合征。通过病史、体格检查及辅助检查(血液甲状腺功能、生长激素检测、胸部影像、肺功能、头颅影像及肌电图等)不难鉴别。

四、治疗

OHS 的治疗包括以下内容。

(一)减重

必要时外科手术辅助减重。体重减低将会有效的逆转 OHS,会改善睡眠呼吸疾病、减轻清醒时的呼吸衰竭并且改善肺功能。

(二)气道内正压通气

无创或有创通气可用于呼吸支持并逆转低通气。对由于急慢性呼吸衰竭而住院的 OHS 患者,及时而正确的正压通气治疗是重要的。稳定的 OHS 患者首先应该使用 nCPAP,CPAP 压力增加可消除所有的呼吸暂停、低通气、气流受限;如果气道阻塞解除,仍存在持续的中度低氧,应该考虑使用 BiPAP。增加 IPAP 压力使氧饱和度维持在 90% 以上。如果 IPAP 和 EPAP 之差在 8～10 cmH₂O,氧饱和度仍然持续低于 90%,考虑 BiPAP 治疗的同时给氧或选用定容压力支持模式治疗。为了长期改善白天的低氧和高碳酸血症,大多数 OHS 患者需要 IPAP 在 16~20 cmH$_2$O,EPAP 需要在 6~10 cmH$_2$O;两者之间的差至少在 8~10 cmH$_2$O。没有 OSA 的 OHS 患者,EPAP 压力可置于 5 cmH$_2$O,而增加 IPAP 压力用以改善通气。OHS 患者使用正压通气治疗可改善晨起头痛、白天嗜睡、呼吸困难、动脉血气、肺动脉高压、下肢水肿和继发性红细胞增多症。

(三)气管切开术

上气道阻塞在 OHS 发病中是重要的因素,并且有证据表明气管切开术能有效解决上气道阻塞。因气管切开术严重影响患者的生活质量,须严格掌握适应证。此方法仅为气道内正压通气及吸氧治疗无效时的最后手段。

(四)药物

药物治疗可用来刺激呼吸中枢,但目前治疗上进展不大。

(五)氧疗

大约有一半的 OHS 患者在正压通气治疗的同时需要夜间吸氧治疗,夜间或白天吸氧可显著减少患者对正压通气治疗的依赖。但单纯氧疗而没有正压通气治疗是不够的,不能改善低通气。

第三节　高通气综合征

高通气综合征指以呼吸困难为突出表现,没有器质性心肺疾病,伴随焦虑和过度通气的一种综合征。过度通气状态,即血气 PaCO$_2$ 的降低,与高通气综合征不同。很多器质性疾病,尤其是支气管哮喘、肺栓塞、甲状腺功能异常等,都可伴随过度通气状态,血气 PaCO$_2$ 降低,后者不属于高通气综合征的范畴。诊断中应注意鉴别。

一、与焦虑的关系

焦虑是高通气综合征患者的一大特征,约 70% 的患者同时符合精神疾病分类标准(DSM-IV)中焦虑障碍的诊断标准。所不同的是,焦虑障碍的诊断强调精神焦虑,同时要求伴随躯体症状;而高通气综合征的诊断更加偏重躯体症状和呼吸生理改变。

二、发病机制

尚不完全清楚,学术界倾向认为精神焦虑使皮质呼吸调节异常,丧失了呼吸调节的稳定性,发生一过性过度通气,导致症状的发生。

三、临床表现

高通气综合征的典型症状详见表 4-1,具有诊断的特异性。临床多为慢性过程,伴急性发作。急性发作时间多为 10～30 分钟,严重时长达 1 个多小时,多自然缓解。临床上可以表现为短期内频繁的症状发作,而另一时期又有较长的相对缓解期,迁延为慢性。严重发作时患者有濒临死亡的感觉,常急诊就医。尽管症状很重,但是尚未见到由于高通气综合征而死亡的报道。经过正确的诊断和处理,预后常较好。

表 4-1　高通气综合征的典型症状

项目	典型症状
呼吸渴求	长吸气、上不来气、吸不到底、有意识辅助呼吸
胸部发紧	胸部发紧、气堵在胸部、胸闷、胸部压迫感
肢体发麻	肢体麻木或针刺感、抽搐、头晕
焦虑	精神紧张、心烦意乱、坐卧不宁、烦躁、恐惧、濒死感

四、诊断

有经验的医师常根据病史和症状描述,做出补步的诊断。面对突出的呼吸困难,系统体格检查、胸部 X 线片、动脉血气、肺功能、心电图、超声心动图等实验室检查没有发现明显异常,应考虑到高通气综合征。应注意与支气管哮喘、肺栓塞、甲状腺功能异常进行鉴别,必要时进行支气管激发试验、V/Q 显像以减少误诊。

五、治疗

(一)腹式呼吸训练治疗

分 3 个步骤。

(1)向患者解释症状与过度通气之间的联系,告知该疾病的性质和预后,解除患者的疑病观念,消除恐惧心理。

(2)学习腹式呼吸,通过减慢呼吸频率,减少或消除过度通气的倾向。

(3)患者需要接受 20 次呼吸训练,在 2～3 个月内完成。该治疗措施在缓解症状、减少发作频率和降低强度方面有很好的疗效,经过 2～3 个月的治疗,

60%～70%的患者症状得以缓解。1～2年后随访,远期疗效很稳定,复发率较低。急性发作期的治疗是大家熟悉的面罩(或袋囊)重呼吸疗法,通过增加呼吸无效腔,使 $PaCO_2$ 增加,通气减低,症状迅速得到缓解。

(二)药物治疗

高通气综合征一经诊断,首选腹式呼吸训练治疗,尤其是躯体症状突出的患者,青少年患者应该尽可能避免精神药物治疗。精神药物治疗与腹式呼吸训练治疗相比具有疗程长、容易形成心理依赖、撤药反跳和复发率高的缺点。对焦虑突出、躯体症状不明显,伴有抑郁的患者,应该在精神专科医师的指导下使用精神药物。常用药物有以下几种。

1.苯二氮䓬类(BZD)

苯二氮䓬类药物能有效地减轻焦虑,其中的阿普唑仑被认为是有效抗惊恐药物。用量由低剂量开始,过4～6天后,依病情需要和耐受状况调整用量。其他常用药有地西泮、艾司唑仑、劳拉西泮。BZD 治疗焦虑简便易行,疗程充分后疗效明确。但 BZD 存在许多缺点难以克服。突出缺点是镇静性强、依赖潜力高,连续服用4～8周后即出现撤药反应。因此,在治疗显效后即刻拟定减药方案。即便如此,减药过程中仍有近1/3的患者出现症状反跳。少数患者难以彻底摆脱 BZD,终身服药。此外,高龄患者难以耐受较大剂量的 BZD,在治疗中易出现食欲下降、注意力难以集中、记忆障碍、全身软弱,甚至摔倒等。

2.选择性5-羟色氨再摄取抑制剂(SSRI)

(1)帕罗西汀:用药从低剂量开始,在6周内增至充分治疗日用量,即帕罗西汀20～60 mg。帕罗西汀对惊恐障碍疗效明确且耐受良好,可以减少发作频率,改善焦虑不安、抑郁等症状。帕罗西汀的优点在于不良反应轻,耐受良好。与传统的阿普唑仑比较,帕罗西汀依赖潜力低,但是复发率仍较高。

(2)西酞普兰:是近一段时间综合医院使用较多的 SSRI 类药,由于西酞普兰的抗焦虑疗效较差,躯体症状突出的患者尤其适宜。西酞普兰的治疗量为20 mg,每天1次,服药方便,半衰期长约15天,起效慢,多数患者服药1个月后症状开始改善。不良反应小,安全性较好,患者耐受性好。建议疗程为6～9个月。

(三)认知行为疗法

作为一种独立的治疗方法,已用于治疗高通气综合征,无论单独或是与其他治疗合用,都是一种有效的治疗方法。认知行为治疗是在对患者进行疾病知识的系统教育后,让患者逐渐暴露于使其焦虑的实际场景并学会一种自控。

第四节　过度通气综合征

过度通气综合征是由于通气过度超过生理代谢需要而引起的一种综合征,本征所指的是没有器质性病变的任何原因,而发作时有呼吸运动加快,产生动脉血二氧化碳分压降低(低于5 kPa),呼吸性碱中毒,并有交感神经系统兴奋,临床上表现各种各样的症状。所有症状都可以用过度通气和呼吸性碱中毒来解释,症状的发生与呼吸控制系统异常、自主呼吸调节丧失了稳定性(很可能是脑干以上的高位神经结构,如下丘脑)有关。过度通气综合征的概念包括以下3个含义:①有躯体症状;②有可以导致过度通气的呼吸调节异常;③躯体症状与呼吸调节异常之间存在因果联系,也就是说躯体症状是由呼吸调节异常引起的。很多器质性疾病,如低氧血症、肺炎、肺间质纤维化、肺栓塞、充血性心力衰竭、代谢性酸中毒、发热等,都可伴随过度通气状态,血气分析示 $PaCO_2$ 降低,但不属于过度通气综合征的范畴。过度通气与呼吸深快不一样,呼吸深快是指每分通气量增加而不涉及 $PaCO_2$ 的变化。

一、诊断

(一)临床表现

本征常见于女性,具有神经官能症的表现或有诱发精神紧张的因素。常伴呼吸驱动力、肌肉做功、每分通气量都增加,气急和胸痛是其最常见的表现。文献报道51%～90%的非心脏性胸痛与过度通气相关。若伴有碱中毒,则可出现一系列神经症状,如头昏、视力障碍、晕厥、癫痫样发作、感觉异常、手足痉挛和僵直、肌力下降。严重碱中毒还可诱发心律失常和心肌缺血。通过对病史、查体和合并疾病的分析可初步知其病因。

(二)动脉血气分析

动脉血气分析可明确是否存在过度通气及其严重程度。主要表现为 $PaCO_2$ 降低,pH 升高。测定 pH 可明确原发性碱中毒或原发性酸中毒,同时肺泡动脉血氧分压差($DA-aPO_2$)增大常提示肺部疾病可能是其基础病因。夜间测定通气和动脉血氧饱和度对疑为精神性过度通气有较高的价值,这部分患者睡眠时过度通气就消失了。

（三）Nijmegen 调查表

Nijmegen 调查表包括如下 16 项内容：紧张感，呼吸短促，深快呼吸，感觉无法深吸气，心悸，手足冷厥，焦虑，胸痛，头晕，胸部压榨感，手指麻刺感，视力模糊，思维混乱，手指或手臂僵硬，腹胀感，口周发紧。每一项分 5 级计分，0 分表示从未出现过，1 分表示极少出现，2 分表示时有时无，3 分表示经常出现，4 分表示频繁出现。任一项计 3 分则表示已影响其生活，累计超过 23 分则为阳性。

（四）试验治疗

试用含二氧化碳的气体让其吸入，可阻止症状的发生。

（五）鉴别诊断

除外癫痫、甲状腺功能低下、低血糖反应等疾病。

二、治疗

（一）一般处理

向患者解释清楚症状与过度通气之间的联系，进行细心的心理疏导，解除患者精神负担，消除恐惧心理。必要时给予谷维素、镇静药如地西泮（安定）、三环类抗焦虑药如三唑仑等药物配合。

（二）掌握正确的呼吸方法

即腹式呼吸、缓慢呼吸，通过减慢呼吸频率减少或消除过度通气的倾向性。

（三）重复呼吸疗法

急性发作时采用面罩（或袋囊）重复呼吸疗法，使吸入气体中 CO_2 提高而减轻症状。

第五节　重叠综合征

阻塞性睡眠呼吸暂停低通气综合征（obstructive sleep apnea-hypopnea syndrome，OSAHS）与慢性阻塞性肺疾病（chronic obstructive pul monary disease，COPD）同时存在则称为"重叠综合征"。重叠综合征患者在夜间快速动眼睡眠时可产生更为严重的低氧血症。在相同的 $FEV_1\%$ 和 $FEV_1/FVC\%$ 的情况下，重叠综合征患者与单纯的 COPD 患者相比,其 PaO_2 更低,而 $PaCO_2$ 则更高,且更易产生肺动脉高压、右心衰竭和高碳酸血症。OSAHS 在成人中的发病率为 $2\%\sim4\%$,而 COPD 也为常见病。鉴于各自的多发性,两者同时发生于同一患者的机会较大,且病情可因相互影响而更为严重。研究表明 OSAHS 患者中,有 10% 以上伴有 COPD,反之,COPD 患者也有发生 OSAHS 的可能,在西方国家可高达 $22\%\sim29\%$。

一、病因及发病机制

导致 OSAHS 和 COPD 发生的高危因素同样存在于重叠综合征患者中,比如肥胖、吸烟或长期有害颗粒或气体吸入史、呼吸中枢调节功能障碍等。OSAHS 与 COPD 同时存在时,对气体交换产生协同影响。由于重叠综合征患者同时存在外周气道阻塞和上气道阻塞,气道阻力增加明显,COPD 患者在睡眠时期,每分通气量降低,尤其在 REM 睡眠期间更为明显,潮气量显著减少,导致 PaO_2 减低。在非快速眼动睡眠时,由于上气道阻力增加而致低通气。COPD 患者的功能残气量明显减少,可能与睡眠开始之前所存在的胸廓和膈肌的功能缺陷有关,夜间仰卧位睡眠时可进一步加重。COPD 使通气与血流比例失调,导致低氧血症,OSA 又使肺泡通气不良加重,重叠综合征患者比单纯 OSA 患者夜间对 CO_2 的刺激通气反应降低,呼吸中枢对低氧、高二氧化碳刺激的敏感性降低,更易出现呼吸紊乱,造成进一步的缺氧和高碳酸血症,形成恶性循环。因此,重叠综合征患者较单纯 OSAHS 或 COPD 有更严重的夜间低氧,更常见的晨起头痛、白天嗜睡及肺动脉高压、右心衰竭,从而导致其更高的并发症发生率和病死率。COPD 患者如有显著的肥胖,又有 COPD 紫肿(blue bloated,BB)型的临床表现,需高度考虑存在重叠综合征的可能性。对重叠综合征的患者进行夜间单纯氧疗时,需警惕有加重和延长呼吸暂停的可能性,进而使 $PaCO_2$ 上升到一个危险程度。

二、临床表现

(1)有 COPD 和 OSAHS 常见的症状和体征。

(2)COPD 患者合并睡眠呼吸障碍时,通常夜间频繁憋醒,仰卧位加重,半卧位或侧卧位减轻。患者常有入睡困难,且常频繁觉醒,觉醒时伴有焦虑和紧张。晨起感到头痛,白天嗜睡。

(3)在 REM 睡眠期有明显的动脉血氧饱和度降低,在 BB 型 COPD 患者中尤为明显。REM 期的低氧血症可持续 $1\sim2$ 分钟,甚至 1 小时以上。

（4）由于睡眠期间的低氧血症，患者可并发心血管系统、神经系统和血液系统症状，如右心衰竭、高碳酸血症、心律失常、肺动脉压力升高和红细胞增多症等，甚至夜间突然死亡。

三、诊断

（一）首先要确立 COPD 的诊断

根据病史、查体及胸部影像学、肺功能、动脉血气分析可诊断。

（二）明确 OSAHS 的诊断

多导睡眠呼吸监测（具体见 OSAHS 部分）。对单纯的 COPD 患者，只需在睡眠中进行血氧饱和度的监测即可。但是如怀疑 COPD 患者合并 OSAHS 时，即有重叠综合征时，必须进行多导睡眠图检查。临床上应尽早发现和诊断重叠综合征病例，以指导这类患者的氧疗和夜间通气治疗。

（三）重叠综合征并发症的检测

超声心动图、血常规等。

四、治疗

（一）无创正压通气治疗

无创正压通气治疗不仅能改善或纠正 COPD 所致的慢性呼吸衰竭（缓解呼吸肌疲劳，通过改善肺部顺应性，减轻肺通气血流比例失衡，增加呼吸中枢对 CO_2 反应的敏感性），还是 OSAHS 首选的最有效的治疗手段。对于重叠综合征的患者，经鼻或经口鼻面罩无创正压通气尤为适用，患者能够从该治疗中受益。不仅可作为其急性加重时的辅助治疗，还可以作为稳定期时家庭维持治疗，尤其是夜间的无创正压通气治疗。无二氧化碳潴留或轻度高碳酸血症的重叠综合征患者可选用经鼻持续气道正压通气（CPAP），中重度高碳酸血症者则首选双水平气道正压通气（BiPAP）。IPAP 通常为 $8\sim20$ cmH_2O，而 EPAP 尽可能保持较低水平。IPAP 的设定数值增加，可改善肺泡通气，增加每分通气量，以纠正低通气，使 $PaCO_2$ 下降。而 EPAP 数值的增加可使上气道维持开放状态，以克服阻塞性睡眠呼吸暂停和低通气。CPAP 有时不能有效改善通气，可在睡眠时导致二氧化碳潴留；但 BiPAP 能改善通气而避免二氧化碳潴留。

（二）氧疗

重叠综合征患者如果存在严重而持续的低氧血症，应进行长期氧疗，氧疗可纠正或改善重叠综合征的低氧状态,对于严重重叠综合征患者可联合应用氧疗与无创通气。对重叠综合征的患者进行夜间单纯氧疗时,需警惕有加重和延长呼吸暂停的可能性,进而使 $PaCO_2$ 上升到一个危险的程度。最好在夜间无创正压通气同时给予氧疗。

(三)有创机械通气治疗

对严重的重叠综合征导致肺性脑病、昏迷的患者,实行气管插管或气管切开术行有创机械通气是改善通气功能、防止上气道阻塞及解除致命性窒息最有效的措施。接受人工气道后机械通气的重叠综合征患者可实施有创/无创序贯性机械通气治疗策略,通过优化治疗策略,能够缩短有创机械通气的时间及减少呼吸机相关性肺炎的发生。

第五章

胸膜疾病

第一节 气 胸

胸膜腔是由壁层和脏层两层胸膜构成的一个密闭的不含空气的潜在性腔隙,任何原因致胸膜破损,空气进入胸膜腔即形成气胸。气胸分为自发性气胸和创伤性气胸。自发性气胸又可分为原发性和继发性两种;原发性气胸主要发生在既往无基础肺疾病的健康人,继发于原有基础肺或胸膜疾病的则称继发性气胸。创伤性气胸是指胸部直接或间接创伤所引起,也包括诊断和治疗操作过程中引起的医源性气胸。本节主要叙述自发性气胸。

一、病因和发病机制

原发性气胸又称特发性气胸,多发生在 30～40 岁,男多于女,发病比例为(4～6):1;有侧发病多于左侧,约 10% 为双侧;肺部常规 X 射线检查常无异常发现,其发病主要是由于胸膜下肺表面的气肿泡或肺尖部肺内大疱破裂所致,发病机制尚不清楚。有人解释:由于肺本身的重力作用,整个肺内机械张力的分布不均匀,肺尖部肺泡壁的张力比肺底部的大,此处的肺泡壁易于扩张破裂。原发性气胸患者多为瘦长体型身材较高者,这一人群从肺底到肺尖的压力梯度比正常人大,肺尖部肺泡壁所承受的张力相对较高,因而更易引起肺尖部胸膜下局限性气肿泡而发生气胸。吸烟人群中原发性气胸发病率较高,停止吸烟可以减少气胸复发。上述病变也可能是吸烟、支气管或肺部炎症所致的纤维组织牵拉或通气不畅引起,或肺纤维组织先天发育不全(如马方综合征)所致。有报道认为,原发性自发性气胸可能有遗传因素,11.5% 患者有家族史,人类白细胞抗原(HLA)单连体 A2B40 可能与原发性自发性气胸的发生有关,女性患者的家族史更明显,发病平均年龄较男性早 2～5 岁。

继发性自发性气胸,是在肺脏和胸膜各种疾病的基础上形成的气胸,因此临床症状较原发性气胸重,发病年龄也较高。最常见的病因是慢性阻塞性肺疾病(COPD)和肺结核并发肺大疱时,引流的小气道炎症狭窄、扭曲,肺泡内压急骤升高,导致大疱破裂,引起气胸。金黄色葡萄球菌、厌氧菌、革兰阴性杆菌等引起的肺化脓性病灶溃破入胸膜腔则引起脓气胸。近年获得性免疫缺陷综合征(AIDS)伴随的卡氏肺孢子菌感染引起的自发性气胸已受到重视。肺包虫囊肿破裂,肺吸虫等感染均可引起气胸。严重的支气管哮喘、肺癌、肺转移性肿瘤等疾病均可并发气胸。有时胸膜上具有异位子宫内膜,在月经期可以破裂而发生气胸(月经性气胸)。

气胸的发生大多数无明显诱因,凡能增加胸膜腔内压,尤其存在上述病因时病变区肺泡内压力增高因素均可诱发自发性气胸,剧烈运动、咳嗽、费力大便,甚至打哈欠、举物欢呼时,均可成为自发性气胸的诱因。乘坐飞机或潜水,因飞机迅速升高或潜水快速浮出水面,外界气压突然降低,肺内大疱胀大易于破裂。机械通气时,气道压力超过肺泡(尤其是病变组织)所能承受的压力时,也可诱发气胸。

二、病理生理

气胸时,胸膜腔内的负压消失使肺发生萎陷,可引起下述病理生理变化:①对通气功能的影响,主要表现为肺活量和最大通气量减少,属限制性通气功能障碍。一般肺压缩20%以上,就可影响通气功能。②对气体交换功能的影响,气胸初始时,通气/血流(VA/Q)比值下降,解剖分流增加,产生低氧血症,表现为动脉血氧饱和度(SaO_2)和动脉血氧分压(PaO_2)降低,但对动脉血二氧化碳分压($PaCO_2$)影响不太大,$PaCO_2$甚至低于正常。气胸发生数小时后,由于重新调整了VA/Q比例,使之恢复或接近正常比值,因此,PaO_2和$PaCO_2$可恢复正常,患者缺氧现象可能缓解。③对循环功能的影响,一般气胸对循环功能的影响不大或无影响,但张力性气胸可使回心血量减少,影响心脏搏出量,可引起血压下降,甚至发生休克。

三、临床类型

根据脏层胸膜破裂情况及胸腔内压力的变化将气胸分为3种类型。

(一)闭合性气胸

由于脏层胸膜裂口随着肺脏萎陷而关闭,空气停止继续进入胸膜腔,胸膜腔内压接近或稍超过大气压。抽气后,胸膜腔内压下降,留针1~2分钟压力不再上升。

(二)开放性气胸

破裂口开放,空气从破裂口随呼吸自由进出胸膜腔,实际是支气管胸膜瘘,胸膜腔内压力接近大气压力,测压表上显示在"0"上下,抽气后压力不变。

(三)张力性气胸

破裂口形成单向活瓣,吸气时,胸膜腔内压力降低,活瓣开放,空气进入胸膜腔。呼气时胸膜腔内压力升高,关闭活瓣,空气不能逸出,胸膜腔内压急骤上升,常在 $0.78 \sim 0.98$ kPa($8 \sim 10$ cmH$_2$O),有时可高达 1.96 kPa(20 cmH$_2$O)以上,致呼吸困难严重,纵隔被推向健侧,循环受到影响。抽气后胸膜腔内压下降,后又迅速上升为正压。

四、临床表现

气胸的临床表现与气胸发生的快慢、肺萎陷程度和胸膜腔内压力大小、原有肺功能基础三个因素有关。

(一)症状

发病前可有咳嗽、提重物、剧烈运动等诱因,但许多是在正常活动或安静休息时发病。剧烈运动时发病不足 10%。典型表现为患侧突发胸痛,呈尖锐持续性刺痛或刀割痛,吸气加剧,多在前胸、腋下部,可放射到肩、背、上腹部。持续性胸骨后痛提示纵隔气肿的存在。因气体刺激胸膜,可产生短暂的刺激性干咳。这些症状多在 24 小时内缓解。继之出现呼吸困难,老年患者特别是既往肺功能严重减退者,在气胸量不大时,即可出现明显的呼吸困难;而既往无基础肺疾病的年轻人即使肺压缩 80% 以上,呼吸困难也可不明显。张力性气胸患者由于胸膜腔内压骤升,纵隔移位,呼吸困难显著并进行性加重,常伴有心动过速、恐惧、烦躁以及大汗、皮肤湿冷等休克表现。发绀多见于张力性气胸和原有肺功能不全者。

(二)体征

气胸患者的体征视积气量和有无积液而定,少量气胸时体征不明显,肺压缩在 30% 以上,可见患侧胸廓膨隆,呼吸运动减弱,叩诊呈鼓音,心、肝浊音区消失,语颤和呼吸音均减弱或消失。左侧少量气胸或纵隔气肿时,可在左心缘或左胸骨缘处听到与心跳同步的噼啪声,称为黑曼征,于左侧卧位呼气时最清楚;其产生机制可能为心跳挤压纵隔和左胸膜腔内的空气,或心跳使分开的脏壁层胸膜突然接触而产生。大量气胸可使心脏、气管向健侧移位。若颈、胸部触及握雪感,为皮下气肿的表现,也提示可能有纵隔气肿。

五、X射线检查

气胸的典型X射线表现为肺向肺门萎陷呈圆球形阴影,气体常聚集于胸腔外侧或肺尖,局部透亮度增加,无肺纹理;压缩的肺外缘可见发线状的阴影。少量气胸往往局限于肺尖,常被骨骼掩盖,嘱患者深呼气,使萎缩的肺更为缩小,密度增高,与外带积气透光区呈更鲜明对比,从而显示气胸带。局限性气胸在后前位X射线检查时易遗漏,需X射线透视转动体位方能见到气胸。CT扫描可以确诊局限性气胸,并有助于肺大疱和气胸的鉴别,前者在透光增强区域可见肺大疱间隔的存在。在肺复张后,CT检查可以进一步明确基础肺部疾病。

六、诊断和鉴别诊断

根据患者突然发生胸痛、呼吸困难并有气胸体征,即可做出初步诊断。X射线显示胸膜腔积气带是确诊的依据。在无条件或病情危重不允许作X射线检查时,可在患侧胸膜腔积气体征最明显处行诊断性穿刺,抽气测压,若为正压且抽出气体,说明有气胸存在,即应抽出气体以缓解症状,并观察抽气后胸膜腔内压力的变化以判断气胸的类型。自发性气胸有时酷似其他心、肺疾病,应予鉴别。

(一)严重阻塞性肺气肿

有气急和呼吸困难,体检两肺叩诊反响增强,呼吸音减弱。呼吸道感染加重时,气急、发绀可加重,应仔细比较两侧叩诊和呼吸音是否对称,及时行X射线检查可以鉴别。

(二)肺大疱

位于肺周边部位的肺大疱有时在X射线检查时可误诊为气胸。肺大疱可因先天发育形成,也可因支气管内活瓣阻塞而形成张力性囊腔或巨型空腔,起病缓慢,气急不剧烈。从不同角度作胸部透视或CT检查,可见肺大疱为圆形或卵圆形透光区,疱内有细小的条纹,为肺小叶或肺血管的残遗物,肺大疱向周围膨胀,将肺压向周围;而气胸则见胸外侧的含气带,其中无肺纹理所见。肺大疱内压力与大气压相仿,抽气后,大泡容积无显著改变。

(三)急性心肌梗死

急性心肌梗死可突然发生胸痛、胸闷,甚至呼吸困难犹似气胸,但患者常有高血压及冠状动脉硬化性心脏病史,体征、心电图和X射线检查有助于诊断。

（四）肺栓塞

肺栓塞有胸痛、呼吸困难和发绀等酷似气胸的表现，但患者常有咯血，并常有下肢或盆腔血栓性静脉炎、骨折、严重心脏病和房颤等病史，或发生在长期卧床的老年患者或肿瘤患者，体检或 X 射线检查有助于鉴别。

七、治疗

自发性气胸的治疗旨在消除症状，明确并发症，促进肺复张，防止复发和慢性气胸的发生。治疗方法的选择取决于症状的严重程度和持续时间，是否有基础肺部疾病，既往发作史以及患者的职业。应选择能让患者尽早恢复正常生活和工作，并且复发率最低、痛苦最小的治疗方法。

（一）一般治疗

闭合性小量气胸（≤20％）患者若无症状，可不予特殊处理。但在发病后的24～48 小时内应密切观察，以保证气胸不再发展；嘱患者卧床休息，少讲话，减少肺活动。以利破口愈合和气体吸收。每天约有1.25％的胸膜腔内气体容积被吸收，如吸入高浓度氧（面罩呼吸或持续吸入），氧流量为每分钟 3 L，可使气胸气体吸收的速度提高达每天 4.2％，肺复张时间明显缩短。若复张延迟，气体进行性增多，症状加重，则需引流排气。

（二）排气疗法

1. 穿刺抽气法

穿刺抽气法适用于闭合性气胸。患者取坐位或仰卧位，于第 2 肋间锁骨中线外或第 4 肋间腋前线处（如为局限性气胸，则根据气胸部位）消毒、局部麻醉，气胸针穿刺进入胸膜腔，测定初压，抽气至呼吸困难缓解或使胸膜内压在 $-0.20 \sim -0.40$ kPa（$-2 \sim -4$ cmH$_2$O）停止；留针3分钟观察压力变化，判定气胸类型。一般抽气 1～2 次即可。抽气不能太快，以防复张性肺水肿。

2. 胸腔闭式引流术

在上述部位局部麻醉后应用带针芯的粗套管针或用手术方法将引流导管插入胸膜腔，另一端接在水封瓶玻璃管上。①正压连续排气：将胸腔引流管连接于床旁的单瓶水封正压排气装置（图 5-1），引流的玻璃管端置于水面下 2 cm。闭合性气胸穿刺后观察数天肺未复张或交通性气胸和张力性气胸，用此方法可获良好效果。②持续负压排气法：对于闭式引流 1～2 周肺仍未复张，复发性或慢性气胸，可采用此法。胸腔引流管连接于负压连续排气装置（图 5-2），使胸膜腔内压力保持负压水平[$-0.78\sim-1.37$ kPa（$-8\sim-14$ cmH$_2$O）]为宜。本法可迅速排气，并能引流胸腔积液，促使肺脏迅速恢复正常的扩张状态。

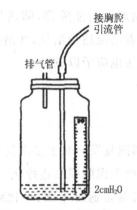

图 5-1　单瓶水封正压排气装置

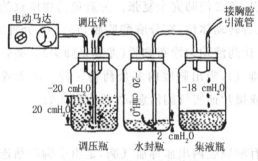

图 5-2　负压连续排气装置

（三）外科治疗

原发性气胸第 1 次发作后复发率为 30%，以后的复发率持续增加。气胸的反复发作往往会给患者的正常工作和生活造成较大影响。10%～20% 的自发性气胸需外科治疗。自发性气胸的手术指征为：①长期气胸；②复发性气胸；③双侧同时气胸；④自发性血气胸；⑤特殊职业等。一些特殊职业首次气胸亦应手术治疗，如飞行员、潜水员、远洋船员以及地质队员等需要长期野外或边远地区工作者。手术治疗成功率高，复发率低。

1.开胸手术

开胸手术包括完整肺大疱切除、部分肺大疱切除加胸膜粘连固定术。若肺内原有明显病变，可考虑将肺叶或肺段切除。

2.电视胸腔镜

电视胸腔镜已被广泛地应用于自发性气胸的治疗。其优点为手术效果确实,复发率低,切口小,创伤少,术后恢复快。

(四)其他治疗

由于气胸的存在,出现限制通气功能障碍,肺活量及其他肺容量减少,严重者可出现呼吸衰竭。要根据患者情况适当给氧,并治疗原发病。防治胸腔感染,镇咳、祛痰、镇痛、休息、支持疗法也应予以重视。

八、并发症及其处理

(一)复发性气胸

约 1/3 气胸 2～3 年内可同侧复发。对于多次复发的气胸,能耐受手术者作胸膜修补术;对不能耐手术者,可考虑胸膜粘连疗法。可供选用的粘连剂有四环素粉针剂、凝血酶等。其作用机制是通过生物、理化刺激产生无菌性胸膜炎症,使两层胸膜粘连,胸膜腔闭锁,达到防治气胸的目的。胸膜腔注入粘连剂前,应用闭式引流负压吸引,务必使肺完全复张。为避免药物所致的剧烈胸痛,先注入适量利多卡因,让患者转动体位,充分麻醉胸膜,15～20 分钟后注入粘连剂。嘱患者反复转动体位,让药液均匀涂布胸膜(尤其是肺尖)。夹管观察数小时(如有气胸症状随时开管排气),吸出胸腔内多余药物。若一次无效,可重复注药。观察 2～3 天,经透视或摄片证实气胸治愈,可拔除引流管。

(二)血气胸

自发性气胸伴有胸膜腔内出血称血气胸,是由于胸膜粘连带内的血管断裂。肺完全复张后,出血多能自行停止。若继续出血不止,除抽气排液和适当输血外,应考虑于术结扎出血的血管。

(三)纵隔气肿和皮下气肿

高压气胸或抽气或进行闭式引流后,可沿针孔切口出现胸壁皮下气肿。逸出的气体还可蔓延至腹壁和上肢皮下。高压的气体进入肺间质,循血管鞘经肺门进入纵隔。纵隔气体又可沿着筋膜进入颈部皮下组织以及胸腹部皮下。X 射线片上可见到皮下和纵隔边缘含气带。纵隔内大血管受压,患者感到胸骨后疼痛,气短和发绀,甚至血压下降。

皮下气肿和纵隔气肿随胸膜腔内气体排出减压而能自行吸收,吸入浓度较高的氧气可以加大纵隔内氧的浓度,有利于气体的消散。纵隔气肿张力过高而影响呼吸和循环者,可作胸骨上穿刺或切开排气。

(四)张力性气胸并发循环障碍

病情危重危及生命,必须尽快排气。紧急时将消毒针头从患侧肋间隙插入胸膜腔,使大量积气得以由此自行排出,缓解症状。紧急时,还可用大注射器接连三路开关抽气,或者经胸壁插针,尾端用胶管连接水封瓶引流,使大量气体得以单向排出。亦可用一粗注射针,在其尾部扎上橡皮指套,指套末端剪一小裂缝,插入气胸腔作临时简易排气,气体从小裂缝排出,待胸腔内压减至负压时,套囊即塌陷,小裂缝关闭,外界空气不能进入胸膜腔。对张力性气胸应尽早行胸腔闭式引流术。

(五)复张性肺水肿

由于气胸或胸腔积液引流过速,包括负压吸引,致单侧萎陷的肺组织复张过快时可出现肺水肿,有时也可累及对侧。患者可有不同程度的低氧血症和低血压,常有顽固性咳嗽和胸闷,治疗主要给予吸氧和利尿剂,必要时行持续正压通气,可加快临床症状的缓解。复张性肺水肿严重时可危及生命,预防是重要环节。

第二节 脓 胸

脓胸是指脓性渗出液积聚于胸膜腔内的化脓性感染。按胸膜受累的范围,可分为局限性脓胸和全脓胸,单侧性脓胸或双侧性脓胸,局限性脓胸又称为包裹性脓胸。按病理发展过程可分为急性脓胸和慢性脓胸两大类。按病原菌不同可分为化脓性脓胸、结核性脓胸以及其他特殊病原性脓胸。

一、急性脓胸

(一)病因

致病菌以肺炎球菌、链球菌多见。但由于抗生素的应用,这些细菌所致肺炎和脓胸已较前少见,而葡萄球菌特别是耐药性金黄色葡萄球菌却大大增多。尤以小儿更为多见,且感染不易控制。此外,还有大肠埃希菌、铜绿假单胞杆菌、真菌、厌氧菌、阿米巴原虫等。

致病菌进入胸膜腔的途径有:①肺部化脓性病灶侵及胸膜或病灶破裂直接扩散到胸膜腔。②膈下脓肿、肝脓肿、纵隔脓肿、纵隔淋巴结炎和化脓性心包炎等邻近器官的化脓性感染直接穿破或经淋巴途径侵犯胸膜腔。③在全身败血症或脓毒血症时,致病菌可经血液循环进入胸膜腔。④胸部穿透伤带入细菌和/或异物引起胸腔内感染或化脓。⑤血胸的继发感染。⑥胸腔内手术后胸膜腔感染。⑦支气管瘘或食管吻合口瘘多种细菌引起的胸膜腔混合感染。⑧其他:自发性气胸引流后并发感染等均可形成脓胸。

(二)病理

感染侵犯胸膜后,引起胸腔积液大量渗出。初期为浆液性渗液,胸膜充血水肿,胸液含有白细胞和纤维蛋白,脓液稀薄。在此期间若能排出渗液,肺易复张。随着病情的进展,脓液中纤维蛋白和脓细胞增多,沉积于壁层和脏层胸膜形成纤维素膜和多房性脓腔。纤维素韧性增强,纤维层逐渐增厚并覆盖胸膜,使肺膨胀受到限制。

(三)临床表现

急性炎症和呼吸困难是急性脓胸的两个主要症状。患者常有高热、胸痛、气急、食欲缺乏、深呼吸或咳嗽时胸痛加剧、白细胞总数和中性粒细胞增高等症状,积脓较多者尚有胸闷、咳嗽、咳痰症状。

查体可见急性病容及胸腔积液体征,即患侧呼吸运动减弱,全胸或下胸部肋间饱满,语颤减弱,叩诊呈浊音,听诊呼吸音减弱或消失。严重者可伴有发绀和休克。局限性脓胸,在病变部位可有些体征,叶间裂或纵隔的局限性脓胸,体征多不明显。

(四)X 射线检查

X 射线检查可见胸腔积液或包裹积液。少量积液仅表现为肋膈角变钝或模糊;大量积液,患侧呈现大片浓密阴影,纵隔向健侧移位;中等量以上积液时,显示外高内低的弧形浓密阴影。伴有气胸时则出现液面。若未经胸腔穿刺而出现液面者,应高度怀疑气管、食管瘘。

(五)实验室检查

胸腔积液为脓性,随病原不同,脓性质也不同,肺炎链球菌感染为黄色或黄绿色黏稠的脓性胸腔积液,链球菌感染为淡黄稀薄的脓性胸腔积液,金黄色葡萄球菌感染为黄色稠厚的胸腔积液,铜绿假单胞杆菌感染为淡绿色脓性胸腔积液,大肠埃希菌、粪产碱杆菌感染则胸腔积液有粪臭味,厌氧菌感染则有腐败臭味,阿米巴感染引起者为巧克力状脓性胸腔积液。胸腔积液中白细胞数超过 $10 \times 10^9/L$,胸腔积液 pH 小于 7.2,葡萄糖浓度低于 2.24 mol/L(40 mg/dL),乳酸脱氢酶活力高于 1 000 U/L,胸腔积液涂片见大量细菌。胸腔积液的 pH 与胸膜的炎症程度相关性最好。胸腔积液中的蛋白质含量和比重缺乏特异性。

(六)诊断与鉴别诊断

发热、胸痛、气短,查体和 X 射线检查为胸腔积液的征象,胸腔积液化验为脓性可确定诊断,抽得的脓液应分别送细菌涂片、细菌培养和抗菌药物敏感试验。根据脓液的性状和涂片染色显微镜检查结果可初步检出病原菌,以便及早选用敏感的抗生素。

类风湿性关节炎、急性胰腺炎和癌症患者的胸腔积液,有时酷似脓性胸腔积液。但恶性胸腔积液的 pH 极少低于 7.0,风湿病和胰腺炎胸腔积液的 pH 也很少低于 7.2,且风湿病的免疫试验阳性,胰腺炎的胸腔积液的淀粉酶升高。

(七)治疗

急性脓胸的治疗原则是:①根据致病菌对药物的敏感性,选用有效抗生素。②彻底排净脓液,使肺早日复张。③控制原发感染,全身支持治疗,如补充营养和维生素、注意水和电解质的平衡、纠正贫血等。排除脓液的方法有以下两种。

1.胸腔穿刺抽液

胸腔穿刺抽液适用于脓液相当稀薄且液量较少的患者。反复胸腔穿刺,尽量抽净脓液,每次抽吸后向胸膜腔内注入抗生素。

2.胸腔闭式引流

对于脓液较稠厚、穿刺不易抽净,或经过治疗脓量不见减少,患者症状无明显改善,应及早施行肋间闭式引流术;对于有多个脓腔、脓液稠厚,肋间闭式引流不能控制中毒症状的多房性脓腔,应用肋床闭式引流,即切开一段肋骨,切入脓腔,分开多房腔成为一个脓腔,放置大口径引流管做闭式引流。对于脓气胸、食管瘘或腐败性脓胸者,也应及早施行胸腔闭式引流。

脓液排出后,肺逐渐膨胀,两层胸膜靠拢,空腔逐渐闭合。若空腔闭合缓慢或不够满意,可尽早行胸腔扩清及纤维膜剥除术。如脓腔长期不能愈合,则成为慢性脓胸。

二、慢性脓胸

(一)定义

急性脓胸病程超过 6 周,逐渐转入慢性期,脓腔壁硬结,脓腔容量固定,称为慢性脓胸。

(二)病因

形成慢性脓胸的主要原因有以下情况。

(1)急性脓胸就诊过迟,未及时治疗,逐渐进入慢性期。

(2)急性脓胸处理不当,如引流太迟,引流管拔除过早,引流管太细,引流管位置不当,造成排脓不畅。

(3)合并有支气管胸膜瘘或食管胸膜瘘而未及时处理,细菌及污染物质不断进入胸膜腔。

(4)脓腔内有异物存留,如弹片、死骨、棉球、引流管残端等,使胸膜腔感染难以控制。

(5)胸膜腔毗邻的慢性感染病灶,如膈下脓肿、肝脓肿等溃破入胸膜腔引起脓胸。

(6)某些特殊感染,如结核菌、放线菌等慢性炎症所致的纤维层增厚,肺膨胀不全,使脓腔长期不愈。

(三)病理

附着在脓腔的纤维素,在初期尚易与胸膜分离,随着成纤维细胞和血管内皮细胞的侵入,纤维素层日益增厚,逐渐机化形成瘢痕,厚达数厘米,病程久者常有钙化。故慢性脓胸的主要特征是脏、壁层胸膜纤维性增厚,肺脏不能膨胀,脓腔不能缩小,感染也不能控制。壁层胸膜增厚的纤维板使肋骨聚拢,肋间隙变窄,胸廓塌陷。胸壁收缩内陷,脊柱侧凸,膈肌也因增厚的纤维板而固定,限制肺的呼吸运动,纵隔受瘢痕收缩牵引而向患侧移位,长期肺萎缩可引起支气管变形,排痰不畅而并发感染,也可并发支气管扩张和肺纤维化。这些都严重影响呼吸功能。长期慢性缺氧,可出现杵状指(趾)。慢性脓胸患者长期感染中毒,肝、肾、脾等脏器可有淀粉样变,功能减退。

(四)临床表现

慢性脓胸患者常有全身中毒症状,如长期低热、食欲减退、消瘦、乏力、贫血、低蛋白血症等,有时可有气促、咳嗽、咳脓痰等症状。

查体:胸廓内陷,呼吸运动减弱或无呼吸运动。肋间隙变窄,叩诊实音,呼吸音减弱或消失。严重者脊椎凸向健侧,纵隔和气管移向患侧,杵状指(趾)。从脓腔引流管注入亚甲蓝,若患者咳出的痰中有亚甲蓝的颜色,可证明有支气管胸膜瘘存在。让患者服亚甲蓝后,如发现自引流管排出,即可诊断食管胸膜瘘。

(五)X射线检查

X射线检查可见胸膜增厚,胸廓内陷,肋间隙变窄,膈肌抬高,纵隔向患侧移位,胸膜可有钙化。

(六)治疗

慢性脓胸治疗原则:改善全身情况,缓解中毒症状和营养不良,消除致病原因和脓腔,去除坏死组织,尽力使受压的肺复张,保存和恢复肺功能。

1.全身治疗

通过积极的治疗和护理,增强患者对疾病作斗争的信心,尽快改善患者的营养状态。可输入氨基酸、多种维生素、多次少量输血,应用适量、有效的抗生素控制感染。

2.改进脓胸的引流

改进管腔较大的引流管,调整引流管的位置,不宜过深或太浅,有些患者经过改进引流后获得痊愈。

3.手术治疗

慢性脓胸经保守疗法久治不愈,肺部已有器质性改变或明显的胸膜肥厚引起的严重肺功能障碍者应考虑手术。术前应改善患者的一般情况,根据具体病情决定手术方法和选择手术时机。

(1)胸膜纤维板剥脱术:最大限度地恢复肺功能,是治疗慢性脓胸的主要原则之一。剥脱脓腔壁层胸膜和脏层胸膜上增厚的纤维板,使肺得以复张,消灭脓腔,改善胸廓呼吸运动,从而改善肺功能,又可免除胸廓畸形,是最理想的手术。

(2)胸廓成形术:目的是去除胸廓局部的坚硬组织,使胸壁内陷,以消灭两层胸膜间的无效腔。将脓腔顶部相应的肋骨和壁层胸膜内的纤维层切除,保留肋骨骨膜和肋间组织。适用于病程长、肺部不易复原的慢性脓胸患者。

(3)胸膜肺切除术:适用于慢性脓胸合并广泛而严重的肺内病变,如空洞、支气管高度狭窄或扩张、广泛纤维化、肺不张,或伴有不易修补成功的支气管胸膜瘘,可将纤维板剥除术加病肺切除术一次完成。但这一手术技术要求高、难度大、出血多、创伤重,必须严格掌握适应证。

第三节 恶性胸腔积液

恶性胸腔积液又称癌性胸膜炎,按病因可分为胸膜的原发肿瘤和转移性肿瘤两大类。恶性胸腔积液占胸腔积液的 $25\%\sim39\%$,胸腔积液中渗出液的 77%

为恶性肿瘤所致。估计约有50％的癌症患者在其病程中可发生恶性胸腔积液，老年患者的胸腔积液约有90％为恶性胸腔积液，中年人约为60％，青年人仅为2％左右。

恶性胸腔积液常为晚期恶性肿瘤的并发症，有时是患者的首发症状。引起恶性胸腔积液最常见的肿瘤是肺癌、乳腺癌和淋巴瘤，三者共占75％，其次是卵巢癌、胃癌、肉瘤、结肠癌。肺癌患者有50％以上的患者可发生恶性胸腔积液，有7％～15％的恶性胸腔积液患者无法明确原发病灶。

胸膜腔是胸膜脏层和壁层之间的密闭间隙。在正常情况下，胸腔中可含有10～20 mL液体，起润滑作用，然而每天进入胸腔的液体总量多达5～10 L，其中80％～90％被肺静脉毛细血管和胸膜表面重吸收，余下的10％～20％被淋巴系统吸收，其产生与吸收处于动态平衡。任何病理因素的产生过多和吸收减少，都会引起胸腔积液。恶性胸腔积液的原因较多，主要有三方面：①肿瘤累及胸膜表面可引起通透性增加，进入胸腔的液体和蛋白增加，则产生渗出性胸腔积液。②纵隔淋巴结转移、肿瘤转移造成胸膜淋巴管阻塞，使胸膜淋巴引流减少，也可形成胸腔积液。③肿瘤分泌的调节物质使血管通透性增高。

恶性肿瘤发生的胸腔积液也可能与肿瘤胸膜转移无直接关系，如支气管阻塞和肺不张，可导致胸腔内负压增加，使液体渗出增加而形成胸腔积液；恶性肿瘤阻塞胸导管，引起胸腔淋巴回流障碍，产生乳糜胸腔积液；肺栓塞、上腔静脉压迫综合征，以及手术、化疗、放疗并发症等均可导致胸腔积液；恶性肿瘤慢性消耗导致低蛋白血症，可引起漏出性胸腔积液。

一、临床表现

由于恶性胸腔积液的病因及积液速度不同，其发病症状可呈隐匿或暴发性表现，约有25％的患者无症状，只有通过影像学检查才能被发现。

(一)咳嗽气喘

临床症状主要为呼吸系统症状，呼吸困难和干咳是最常见的两类症状。

(二)胸痛胸闷

某些患者可有胸部钝性酸痛、胸膜炎样疼痛、胸闷、疲乏等。

(三)呼吸困难

少量胸腔积液可以无明显症状，胸腔积液量产生越多越快则症状越重，甚则出现呼吸困难、端坐呼吸、发绀。

(四)血性胸腔积液

恶性胸腔积液绝大多数为血性,血性胸腔积液中 80% 以上为恶性,多数生长迅速。

(五)全身症状

疾病后期可出现虚弱、汗出、胸痛、全身不适或伴有发热等症状。

(六)影像检查

X 射线检查后前位和侧位胸片可证实胸腔有无积液,卧位片有助于明确胸腔积液是否移动或有无分隔。若怀疑存在分隔,可进行胸部 CT 扫描或 B 超检查以明确分隔部位。胸片检查可能无法检测出少于30 mL的积液,但胸腔积液量>50 mL 时则敏感性可达 100%。对于少量或存在分隔的胸腔积液实施B超检查可提高检出率和胸腔穿刺成功率。而与胸片、B 超相比较,CT 扫描可对胸膜增厚与胸腔积液进行鉴别。

恶性胸腔积液判定标准:积液在 X 射线平片上低于第 5 前肋水平为少量积液;在第 2~5 前肋水平为中等量积液;第 2 前肋水平以上为大量积液。

二、治疗原则

恶性胸腔积液一旦确诊,应积极采用局部治疗和全身治疗。

(一)局部治疗

恶性胸腔积液一旦诊断明确,应积极对症治疗,尤其是对胸腔积液增长迅速、积液量较大的患者,如不及时治疗,可造成患者呼吸困难,危及生命。

(二)全身治疗

对恶性胸腔积液的治疗,既要考虑原发肿瘤的病理特点,又要结合转移癌的状况来选择全身化疗、抽放胸腔积液以及局部化疗。如是恶性淋巴瘤、小细胞肺癌则对全身化疗敏感,应首选全身化疗;对其他恶性肿瘤引起的恶性胸腔积液,多采用胸腔局部化疗或双路径化疗。临床上经常见到,首发病症为胸腔积液,原发灶不明而又高度怀疑为恶性胸腔积液,但又尚未找到肿瘤细胞的情况,对此类患者也应进行有效的胸腔局部治疗。

三、治疗措施

(一)结合原发癌治疗

一旦确诊为恶性胸腔积液,即应采用全身化疗或局部化疗,恶性淋巴瘤、小细胞肺癌对全身化疗敏感,应首选全身化疗;对其他恶性肿瘤引起恶性胸腔积液,多采用胸腔局部化疗或双路化疗。

(二)胸穿抽液

胸腔穿刺放液是临床最常使用的局部治疗手段,既可暂时缓解症状,又是恶性胸腔积液明确诊断的常用方法,还可同时进行胸腔局部化疗或生物治疗。一般每次抽液 750～1 000 mL,可使症状缓解,但是 3～7 天后胸腔积液又复重聚,97％的患者在一个月内胸腔积液重聚又回复到以前水平,反复抽放胸腔积液可使蛋白大量丢失,每 100 mL 胸腔积液中含有 4 g 蛋白,所以抽放胸腔积液要注意掌握节奏,补充人体清蛋白,重视全面综合治疗,尽量延缓胸腔积液的发展。反复胸腔穿刺抽放胸腔积液,易并发感染、气胸、支气管胸膜瘘及包裹性积液等,目前临床不主张采用单纯的胸腔穿刺抽液的方法治疗恶性胸腔积液。

胸腔置管闭式引流是目前临床常用,也是推荐治疗恶性胸腔积液的方法。一般在置管引流 24～48 小时后可将积液排尽。当 24 小时引流总量＜250 mL 时才予停止引流。

(三)胸腔内局部化疗

胸腔积液引流后,胸腔内注入化疗药物,以达到抑制胸腔积液生长的效果,其客观有效率可达50％～60％,常用化疗药物为 5-FU(750～1 000 mg)、MMC(8～10 mg)、DDP(40～80 mg)、PYM (40～60 mg)、ADM(30～60 mg)、TSPA(30 mg)、HCPT(10～20 mg)等。

博来霉素(bleomycin)30～40 mg/m^2 胸腔内注射。

如第 1 次给药后 5～7 天胸腔积液未控制,可再次抽胸腔积液并注入药物。

博来霉素是治疗恶性胸腔积液最有效的药物之一,有效率 63％～85％。注入药物之前,先实施胸腔置管引流,尽量排净胸腔积液,然后注入药物。博来霉素治疗恶性胸腔积液的优点:①无骨髓抑制及免疫抑制作用。②缓解期较长,局部刺激轻。③腔内给药对肺组织几乎无毒性。④不影响患者同时接受联合化疗。

不良反应有发热,发生率 4％～20％,通常体温不超过 38 ℃,数小时很可能自行消失,个别患者需要口服解热镇痛药。2％～16％的患者药后出现胸痛。个别患者出现皮疹及胃肠道反应,无须特殊处理。

(四)生物效应调节剂治疗

胸腔内给予生物反应调节剂,如白细胞介素-2、干扰素、香菇多糖、短小棒状杆菌、胞必佳等,临床效果也较满意。

1.白细胞介素-2(IL-2)

每次 100 万～300 万 U 胸腔内注射,每周注射 1 次,连用 2～4 次。

注入药物之前,先实施胸腔穿刺抽水或胸腔引流排水,应尽量将胸腔积液排放干净,将白细胞介素-2 溶解于 10～20 mL 生理盐水中,然后将药物注入胸腔。胸腔内给药前半小时可给予异丙嗪 25 mg 肌内注射、解热镇痛药物如吲哚美辛 25 mg 口服,以减轻胸腔给药后引起的寒战、发热等不良反应。原则上不使用地塞米松,以避免降低白介素-2 的疗效。

2.干扰素 α-2b(IFNα-2b)

每次 50×10^6 U 胸腔内注射每周注射 1 次,连用 2～4 次。

干扰素胸腔内给药前可给予对乙酰氨基酚 650 mg,腔内给药后 6 小时再口服 1 次。干扰素的不良反应主要见流感样症状、胸痛,偶见低血压。其他的不良反应有肝功能损害和骨髓抑制。干扰素局部给药较全身给药耐受性好,不良反应一般不严重。

3.胞必佳(N2CWS)

600 μg 溶于生理盐水,每次 20 mL 胸腔内注射。每 2 天 1 次,连用 4 周。

胞必佳(红色诺卡菌细胞壁骨架,N2CWS)是一种由红色诺卡菌提取的含有调节免疫功能的物质,经临床证实对恶性胸腔积液具有较好的疗效。不良反应轻,对照组的有效率为 53%,不良反应较重。

(五)粘连剂治疗

胸腔内注入粘连剂可使脏层和壁层胸膜粘连,达到姑息治疗的目的。粘连剂主要有以下几类:①生物制剂,包括细菌制剂,如链球菌制剂,此类药物见效快,疗效高,可达 80%,但患者的反应大,常伴发热症状,因此须与地塞米松联合应用。短小棒状杆菌,其安全性相对较好。②抗生素类,如四环素。③化疗药物,包括 PDD、ADM 等。如果肿瘤对化疗敏感,化疗处理胸腔积液的疗效会更好。④其他如米帕林、滑石粉等。参见表 5-1。

表 5-1　化疗药物和生物反应调节剂作为胸膜粘连剂的疗效评价

药物	有效率(%)	不良反应
博来霉素	64	发热、恶心、呕吐,偶见全身反应
多柔比星(阿霉素)	47	恶心、疼痛、发热
米托蒽醌	62	骨髓抑制

药物	有效率(%)	不良反应
顺铂	27	骨髓抑制
阿糖胞苷	27	骨髓抑制
足叶乙苷	???	骨髓抑制
氟尿嘧啶	66	骨髓抑制
丝裂霉素	41	疼痛、发热
白细胞介素-2(rIL-2)	48	发热
肿瘤坏死因子(TNF)	87	流感样症状

化学硬化剂中疗效较好的是医用滑石粉,治疗有效率为 $80\%\sim93\%$,发热和疼痛发生率分别为 16% 和 7% 。临床上可通过胸管给予滑石粉浆或胸腔镜喷洒滑石粉,两种方法的有效率无显著差别,但后者导致的痛苦感更小,患者易耐受,也较安全;对原发性肺癌和乳腺癌的治疗有效率较高。

多西环素治疗有效率为 72% ,疼痛发生率 40% 。博来霉素治疗有效率为 64% ,疼痛、发热和恶心发生率分别为 28% 、 24% 和 11% ,治疗费用较高。

(六)重组人血管内皮抑素治疗

恩度(endostar)每次 $40\sim60$ mg 胸腔内注射,每周注射 1 次,连用 4 次。

恶性浆膜腔积液的形成,与 VEGF 有着密切的联系,因此通过抑制 VEGF 来治疗恶性浆膜腔积液,具有坚实的理论基础。恩度腔内给药的剂量、频率和疗程,目前尚无明确的标准,临床报道多为小样本,剂量为每次 $15\sim60$ mg,以每次 60 mg 居多;频率为 1 次/3 周至 2 次/周不等。但以每周 1 次居多;疗程基本为 $2\sim4$ 周期;当与化疗药物联合腔内给药时,有序贯应用,也有同时给药,各自依据有限的临床经验使用,还缺乏高级别的循证医学证据。

(七)放疗

放疗如纵隔肿瘤或淋巴结肿大引起的中心性胸腔积液,尤其是对放疗敏感的恶性淋巴瘤或中央型肺癌,可获得较好疗效,有报道纵隔放疗能使 68% 恶性淋巴瘤患者及 50% 转移患者的乳糜胸受到控制。

放射性同位素为 ^{198}Au 、 ^{32}P 等也可行胸腔内放疗,可使胸膜间皮细胞和小血管硬化,尚可杀死恶性肿瘤细胞,但存在衰减剂量不容易掌握和放射防护等问题,临床应用不普遍。

四、预后

恶性胸腔积液的预后较差,存活时间一般在 4～12 个月,3 个月死亡率为 65%,6 个月为 84%。以恶性胸腔积液为首发症状患者平均存活时间约为 10 个月。其具体预后与患者全身状况、原发肿瘤类型、肿瘤负荷及胸腔积液生长速度有关。如乳腺癌伴有恶性胸腔积液,生存期平均通常可在一年以上;肺癌伴发恶性胸腔积液生存期很少超过 3～6 个月;卵巢癌和胃肠道肿瘤伴有恶性胸腔积液,平均生存期为 6 个月到 1 年;非霍奇金淋巴瘤伴恶性胸腔积液,平均生存期为40 个月,而有持续性恶性胸腔积液,则生存期较短,为 6 个月。

第六章

职业性肺病

第一节　肺尘埃沉着病

一、硅沉着病

(一)概述

硅沉着病是由于长期吸入游离二氧化硅粉尘(硅尘)引起的肺部以弥漫性纤维化病变为主的一种全身性疾病,其发生、发展主要与生产环境中粉尘浓度高低、该种粉尘中游离二氧化硅含量多少、劳动者暴露时间和防护情况有关。根据我国 2002 年肺尘埃沉着病流行病学调查资料,在 12 种肺尘埃沉着病中,以硅沉着病的发病最多,约占总发病数的 43%。

硅沉着病的病因为二氧化硅,也称硅石,化学式 SiO_2,分子量 60.08。它是一种坚硬难溶的固体,常以石英、鳞石英、方石英 3 种变体出现。地表 16 km 内,约 65% 为硅石成分。天然的二氧化硅分为晶态和无定形两大类,晶态二氧化硅主要存在于石英矿中,纯石英为无色透明的棱柱状结晶,称为水晶,含有微量杂质的水晶则带不同颜色,如紫水晶、茶晶、墨晶等;细小的石英晶体为沙石,如黄沙(较多的铁杂质)、白沙(杂质少、较纯净)等;二氧化硅凝固的含水胶体为蛋白石,脱水后为玛瑙;其小于几微米的晶粒即成为玉髓、燧石、次生石英岩的主要成分。

二氧化硅晶体中,硅原子的 4 个价电子与 4 个氧原子形成 4 个共价键,硅原子位于正四面体的中心,4 个氧原子位于正四面体的 4 个顶角上,构成原子晶体的四面体结构;整个晶体是一个巨型分子,SiO_2 是其组成的最简式,仅表示二氧化硅晶体中硅和氧的原子数之比,并不表示单个二氧化硅分子。二氧化硅为酸性氧化物,化学性质十分稳定,不溶于水,也不与水反应,除氟、氟化氢、氢氟酸外,与其他卤素、卤化氢及各种酸类均不起作用;但可与强碱溶液或熔化的碱反应生成硅酸盐和水,与多种金属氧化物在高温下反应生成硅酸盐。

(二)接触机会

二氧化硅是地壳的主要成分之一,各种岩石和矿石中均含有一定量的游离二氧化硅,如石英含 99%、砂岩含 80%、花岗岩含 65% 以上等。在工业生产中,二氧化硅是制造玻璃、陶瓷、耐火材料、瓷器胚料和釉料,各种硅砖以及碳化硅、硅金属、水玻璃、铸造砂型、研磨材料、光导纤维的重要原料,还用来检测混凝土、胶凝材料、筑路材料、人造大理石、水泥等建筑材料的物理性能等,故职业性接触游离二氧化硅粉尘的机会很多,最常见于矿山开采、隧道开凿、开山筑路、建筑工程、石英或宝石研磨筛选、建筑石材制作、铸件清砂、喷砂、石刻等作业。

(三)发病机制

肺泡巨噬细胞(pulmonary alveolar macrophage,PAM)是硅沉着病的主要靶细胞;PAM 释放多种炎性因子和致纤维化因子是形成硅沉着病的必要条件和关键因素;二氧化硅颗粒还可刺激 PAM,引起细胞凋亡,并产生大量活性氧(ROS)、活性氮(RNS),诱发肺内炎症和纤维化。

除此之外,游离二氧化硅已被国际癌症研究中心从动物致癌物升级为肯定的人类致癌物(Ⅰ类),值得进一步关注。

(四)病理改变

硅沉着病的大体病理标本显示:肺体积增大,表面呈灰黑色,质坚韧,胸膜增厚粘连,肺组织内可见广泛硅结节和弥漫性间质纤维化;其肺面可见单个、境界清楚、硬度较高、直径 0.5～2.5 mm 的结节,多位于支气管和血管周围,为灰白色(如接触的是比较纯的二氧化硅,结节也可呈蓝色或绿色;煤矿工人的结节呈黑色,接触赭石矿则为红色),结节周围肺组织常见有肺气肿。显微镜下,早期的结节主要由吞噬硅尘的巨噬细胞聚积而成,围绕胶原中心呈星状聚集,细胞间有网状纤维增生;而后,结节逐渐演变,主要由成纤维细胞、纤维细胞和胶原纤维构成,中心的胶原呈明显漩涡状,周围的炎症细胞减少;最后,胶原纤维发生玻璃样变,多从中央区开始,逐渐向周围发展,呈同心圆状或漩涡状排列,在玻璃样变的结节周围也可有新的纤维组织包绕,结节中央往往可见内膜增厚的血管;用偏光显微镜观察,可以发现沉积在结节和肺组织内呈双屈光性的硅尘微粒。小结节也可发生融合,并随着病变发展,形成大块纤维化或结节空洞。

肺实质(包括细支气管和血管)有广泛破坏,代之以广泛的胶原纤维增生,造成不同程度弥漫性间质纤维化,范围可达全肺 2/3 以上;胸膜也可因纤维组织弥漫增生而广泛增厚,甚至在胸壁上形成胸膜胼胝,有的可厚达 2 mm。

肺门淋巴结是出现矽反应最早的部位,在 X 线检查尚发现结节前,大体标本已可见到肺门淋巴结肿大、粘连;其组织学表现与肺部相似,如在淋巴结内可见散在非坏死性肉芽肿及类似纤维化的改变,在肺内出现典型的硅结节和严重的间质纤维化时,淋巴结也出现类似病变,且常重于肺组织改变,如硅结节形成、纤维化及钙化,淋巴结因而肿大、变硬。此外,硅尘还可随血液转运,在肝、脾、骨髓等处形成硅结节。

另有一种类型称急性硅沉着病,但较少见,其病情进展很快,起因于高浓度游离二氧化硅暴露,且粉尘颗粒极小(直径通常仅 1～2 μm),多见于喷砂作业。肉眼下,肺内硅结节并不多,肺外表呈灰色实变,提示肺脏出现明显弥漫性间质纤维化;显微镜下,肺泡中充满泡沫状渗出物,其间含有多量巨噬细胞,肺组织呈现广泛的间质纤维化及 II 型肺泡上皮细胞增殖,此种组织学特征颇似"肺泡蛋白沉积症"或"脱屑性间质性肺炎"。

(五)临床表现

游离二氧化硅致病性最强,通常将接触含 10% 以上游离二氧化硅的粉尘作业称为硅尘作业;生产环境中的粉尘最高容许浓度(MAC)也常以游离二氧化硅含量为划分基础,如空气中游离二氧化硅在 10% 以下时 MAC 规定为 2 mg/m³,在 80% 以上时则规定为 1 mg/m³,超过以上标准即容易发病。

空气中游离二氧化硅的含量越高,颗粒越小(1～3 μm),接触时间越长,越易发病,病情进展越快,病变也越典型。临床观察表明,粉尘中游离二氧化硅含量低于 30% 时,发病工龄多在 20 年以上;如粉尘中游离二氧化硅含量较高(40%～80%)时,接触 5 年以上即可发病。石英喷砂工和石英粉碎工,因接触较高浓度的硅尘,病变进展多较快,胸部 X 线片上纤维化结节通常较大,肺功能损害也较严重;急性硅沉着病尤其多发于接触高浓度、高二氧化硅含量的粉尘作业工人中,接尘 1～4 年即可发病,并可迅速进展为呼吸衰竭导致死亡。

1.硅沉着病的主要症状

硅沉着病早期症状常轻微,仅有乏力、食欲缺乏、头晕、头痛、失眠、心悸等表现;随病情进展,呼吸系统症状逐渐明显。

(1)胸闷气短:这是呼吸困难的一种主诉,出现最早,呈进行性加重;最初常发生在体力劳动或剧烈运动后,以后在轻体力劳动甚或安静时也可出现。

(2)胸痛:多为阵发性,为性质、部位均不固定的刺痛或胀痛,发生原因可能与肺纤维化累及胸膜有关。如胸痛突然加重并伴有气急,应考虑自发性气胸的可能。

(3)咳嗽、咳痰:多因并发支气管、肺部感染所致,吸烟可使之加重,随咳嗽加剧,亦出现多量黏液脓性痰;少数患者可咳少量血痰,大量咯血则罕见。

2.硅沉着病的主要体征

硅沉着病早期多无特殊体征,随病期进展及并发症发生,可出现各种相应的体征。如继发肺气肿时可出现桶状胸、叩诊过清音、杵状指;并发胸膜炎时,可闻及胸膜摩擦音;并发支气管炎、支气管扩张时,可有两肺干、湿性啰音;晚期并发肺源性心脏病时,可产生右心衰竭体征,如发绀、颈静脉怒张、肝大、下肢可凹性水肿等。

3.主要并发症

(1)支气管及肺部感染:硅沉着病患者由于肺部广泛纤维化,气道痉挛狭窄、引流不畅及全身和局部抵抗力降低,很易发生呼吸道感染,导致支气管炎、肺炎、支气管扩张症等,一般好发于冬春季节,可有发热、咳嗽、咳痰、呼吸困难加重等表现。病原微生物多为革兰阴性杆菌,晚期患者尤易合并真菌感染,造成临床治疗困难。

(2)自发性气胸:硅沉着病由于肺部广泛纤维化、肺气肿、肺大疱形成,很易发生肺泡和脏层胸膜破裂,导致气胸。硅沉着病并发气胸的特点是复发率高,常为包裹性气胸,肺复张能力差;并发气胸后常可能导致结核及感染的播散,以及心力衰竭。

(3)肺源性心脏病:由于硅沉着病广泛的肺间质纤维化,常引起肺循环阻力增高、肺动脉高压,最终发展为肺心病;其失代偿期主要表现为发绀、颈静脉怒张、肝大、少尿、下肢水肿等。

(4)呼吸衰竭:硅沉着病晚期由于肺组织广泛纤维化,有效通气面积减少,一旦并发上呼吸道或肺部感染、气胸等,常可导致失代偿性呼吸衰竭,临床表现以缺氧和二氧化碳潴留为主。

(5)肺结核:硅沉着病患者多伴随免疫功能减退,并发肺结核的危险性常较高,且随硅沉着病期别升高而增高。硅沉着病并发结核后会使诊断复杂化,并加速病情进展,患者易发生咯血、气胸、呼吸衰竭等严重并发症,抗结核治疗效果较差,容易复发,因而肺结核是威胁硅沉着病患者生命的主要原因之一。

(六)实验室检查

1.X线检查

在高千伏胸部X线片上,常可见肺野内出现圆形小阴影,一般以p型小阴影为主,最初见于两肺中下区,较淡、较少;随着病变的进展,小阴影逐渐致密、增多,可遍及全肺,并出现 q 影和 r 影。小阴影也可聚集融合成块状大阴影,多见于两上肺野外带,开始时轮廓不清,而后逐渐发展成为致密而轮廓清楚的团块,形态可多种多样,可位于一侧,也可与肋骨垂直呈"八字形"对称分布于两上肺,周围多包绕有气肿带。

胸膜常有肥厚,肺门阴影增大、浓密,有时尚可见肺门淋巴结出现蛋壳样钙化。

2.肺功能检查

硅沉着病患者的 VC、FVC、FEV_1、FEV_1/FVC 等肺通气功能指标常低于硅尘接触工人,RV 也略有增高,且随病情而呈进行性加重。

通气功能损害以混合型较多见。由于肺泡及间质的广泛纤维化、毛细血管闭塞,使弥散面积、通气/血流比例逐渐缩小,因而肺一氧化碳弥散量(DLCO)也可降低,小气道功能也可发生广泛损害。

3.血气分析

动脉血气分析显示,早期、无并发症的硅沉着病患者仅少数出现轻度低氧血症;随病情进展,PaO_2 和 $SatO_2$ 均会逐步下降,部分患者尚可伴有高碳酸血症,提示出现Ⅱ型呼吸衰竭。

4.其他辅助检查

肺 CT 检查对硅沉着病小阴影的检出率与高千伏 X 线检查差别不明显,但在观察大阴影和胸膜病变方面则明显优于后者,对于肺癌、肺结核的鉴别诊断也有重要价值。

经皮胸腔穿刺肺活检或经胸腔镜肺活检,有助于硅沉着病的鉴别诊断。生化指标的检测,如血清铜蓝蛋白、血清纤维粘连蛋白、血清免疫球蛋白(IgG、IgA、IgM)等虽可以间接反映纤维化程度,但缺乏特异性,在临床上对于硅沉着病诊断和鉴别诊断的帮助并不大。

(七)诊断与鉴别诊断

1.诊断

硅沉着病的诊断原则与其他肺尘埃沉着病相同,即必须具有可靠的二氧化硅粉尘接触史,结合 X 线表现特点,并排除其他原因引起的类似疾病,综合分析后,才可做出诊断。我国颁布的《肺尘埃沉着病病诊断标准》,可作为硅沉着病诊断与分期的主要依据。

在诊断过程中,除了要保证所摄胸部 X 线片的技术质量外,还应坚持集体诊断,并对照标准片进行最终判断;对疑难病例,除了结合临床资料进行鉴别诊断外,还应参考有关的职业流行病学资料,进行综合分析。

2.鉴别诊断

硅沉着病除应根据职业接触史与其他肺尘埃沉着病进行鉴别外,还需注意与以下几种常见的肺部疾病相鉴别,如肺结核、肺癌、特发性肺纤维化、结节病、肺含铁血黄素沉着症等。

(八)治疗

硅沉着病可以预防但一旦发病较难治愈,是由环境因素引起的肺部疾病,目前尚无特效治疗药物,主要是采取综合措施延缓病变的进展,减少并发症,以延长患者寿命。具体原则如下。

1.去除病因

硅沉着病诊断一经确定,不论其期别高低,均应尽快调离硅尘作业,使肺脏不再继续接触二氧化硅粉尘,这是延缓硅沉着病变发展的一项重要措施。

2.支气管肺泡灌洗术

支气管肺泡灌洗术包括全肺双侧大容量灌洗和小容量灌洗两种方法。大容量灌洗主要目的是去除肺泡腔内的粉尘、尘细胞、细胞碎片、分泌物,以及缓解症状和改善呼吸功能;小容量灌洗则可在灌洗基础上灌入增强免疫、抗感染及抗纤维化等作用的药物,目的在于增强体质,改善症状。但这种治疗方法能否延缓硅沉着病病变的进展,还需要继续进行观察研究。

3.肺移植

肺移植是治疗晚期硅沉着病最有希望的方法,尤其对于年轻的患者更有意义,但由于肺移植技术目前仍不成熟,且器官来源有限,目前临床上尚无法广泛采用。

4.综合治疗

早期肺功能代偿良好者,可从事轻工作,并加强健康教育,认真戒烟,适当参加体育锻炼和增加营养,以提高机体抵抗力;此外,还应及时给予抗氧化剂及止咳、祛痰、解痉、消炎等对症治疗药物,以阻遏肺纤维化进程,改善呼吸功能;还应定期复查随访,以及时处理病情变化。

硅沉着病并发的呼吸道感染以革兰阴性杆菌较多见,宜选用对革兰阴性杆菌敏感的广谱抗生素或联合用药,晚期硅沉着病患者应注意真菌的二重感染。

硅沉着病并发肺结核时,初治病例可根据病情轻重同时使用 2～4 种药物,如异烟肼、利福平、链霉素、对氨基水杨酸、乙胺丁醇等,常需强化治疗 3～6 个月,再减量或改为两种药物维持治疗半年至 1 年;对于复治病例,由于结核杆菌已对一种或多种抗结核药物耐药,多需使用二线抗结核药物,如吡嗪酰胺、卡那霉素、卷曲霉素、喹诺酮类抗生素等,且需要 3 种以上抗结核药物同时应用,抗结核治疗的时间也要适当延长。

并发肺心病时应卧床休息,并给予利尿、抗感染药物,强心药物宜小剂量使用,并及时处理其他并发症,如自发性气胸、支气管扩张、呼吸衰竭等。

丧失劳动力和生活自理能力的患者,可按国家有关规定,安排疗养或治疗。预防和治疗并发症。

二、煤工肺尘埃沉着病

煤工肺尘埃沉着病是指煤矿各工种工人长期吸入生产环境中的粉尘所引起肺尘埃沉着病的总称。以前认为,所谓煤工肺尘埃沉着病,实际上不过是一种"煤硅肺病",但目前公认,长期吸入煤尘也可以引起肺组织纤维化,导致"煤工肺尘埃沉着病",且存在剂量-反应关系,发病工龄多在 20～30 年,病情进展缓慢,危害较轻;煤工肺尘埃沉着病还包括硅沉着病。煤工肺尘埃沉着病中,以煤硅肺病最多,占煤工肺尘埃沉着病病例数 80％以上,单纯煤工肺尘埃沉着病或硅沉着病各仅占 10％左右。

(一)接触机会

煤是由沼泽地中腐烂植物沉积而成,地理条件使植物受到高压高温后形成泥煤,约经 2.5 亿年以上化学变化,泥煤逐渐变成褐煤,再转变为烟煤,最后形成无烟煤。煤本身所含游离二氧化硅通常很低,但与其沉积岩层成分(如砂岩、泥岩、页岩、淤泥、耐火石、石灰石等)密切相关,不同岩石层使不同煤矿或同一煤矿不同煤层的粉尘成分各不相同。因此,在煤矿生产过程中,既有煤尘又有硅尘同时存在。

硅沉着病主要见于煤矿从事岩石巷道开凿的掘进工;煤工肺尘埃沉着病主要见于从事采煤、运煤、地面煤装卸等工作的采煤工、运煤工及装卸工;但煤矿的井下工种并不固定,大多数工人既从事岩石掘进接触硅尘,又从事采煤接触煤尘,在病理上往往兼有硅沉着病及煤工肺尘埃沉着病的特征,故将此类疾病称之为"煤硅肺病",它是我国煤工肺尘埃沉着病最常见的类型,占煤工肺尘埃沉着病的 80％以上。

（二）发病机制

煤工肺尘埃沉着病的发病机制仍不完全清楚，多认为本病的致病原因与煤尘含有少量的游离二氧化硅有关，煤矿粉尘长期作用于肺泡巨噬细胞诱发活性氧产生，可导致细胞损伤。近年来，又开始关注遗传机制在肺尘埃沉着病发病中地位，研究认为肺尘埃沉着病是遗传因素与环境因素相互作用的结果，涉及缺氧、活性氧自由基、热应激等多种环境因素；已有研究发现，HSP70－1＋190（G/C）位点多态性可能与煤工肺尘埃沉着病有关，携带 CC 基因型煤尘接触工人较携带 GG 基因型的更易发生肺部病变；还有研究发现 HSP70-hom2437 基因多态性可能与煤工肺尘埃沉着病易感性及严重程度有关。

煤尘进入肺组织后主要沉着在终末细支气管及肺泡内，被巨噬细胞吞噬后即可穿过肺泡壁进入肺间质，沿淋巴液移行，在呼吸性细支气管处淋巴组织集合，对粉尘具有滤过作用。煤尘和吞噬了煤尘的巨噬细胞（煤尘细胞）聚集在肺泡腔、肺泡壁、呼吸性细支气管和血管周围组织，形成煤尘灶和煤尘细胞灶，在煤尘和少量硅尘的作用下，灶内网状纤维增生；如吞入巨噬细胞内的粉尘尚含有硅尘颗粒，则可使巨噬细胞崩解并释放酶及生物活性物质，刺激成纤维细胞产生大量胶原，进而形成煤尘纤维灶。煤尘灶可压迫和破坏呼吸性细支气管管壁，导致管壁增厚、弹力纤维破坏、平滑肌结构受损；随着呼吸时肺内压力的变化，呼吸性细支气管及肺泡管可逐渐发生膨胀，形成灶周肺气肿或小叶中心性肺气肿，其中"灶周肺气肿"是煤工肺尘埃沉着病主要病理特征之一。广泛的肺气肿可明显损害患者的呼吸功能，是造成肺功能减退的主要原因。

煤硅肺病则是在上述基础上出现煤硅结节，即在网状纤维和胶原纤维交织的结节中，出现煤尘、煤尘细胞和石英颗粒。

进行性大块纤维化（progressive massive fibrosis，PMF）是煤工肺尘埃沉着病晚期的病变表现，在硅沉着病及煤硅肺病病例较常见，煤工肺尘埃沉着病发生 PMF 病变者极少。沈国安等曾对四川省南桐等 7 个煤矿 22 266 名接尘工龄在 3 年以上的矿工进行横断面调查，结果显示煤工肺尘埃沉着病 PMF 的患病率约为 0.77%。PMF 的形成机制尚不清楚，可能与吸入粉尘中的游离二氧化硅含量及累计接尘量有关；结核感染亦是促进 PMF 形成和发展的重要因素。对肺组织的生化成分分析显示，PMF 与肺内沉积的二氧化硅量及肺内脂类、胶原蛋白含量相关；有些患者血清中可检出非特异性抗体及抗核抗体，类风湿因子阳性率也高于单纯肺尘埃沉着病及正常人，提示也有免疫因素参与。

（三）病理改变

本病典型的病理改变为弥漫的煤尘灶、灶周肺气肿及肺间质纤维化。肺外观呈黑色，较软，切面可见大量的黑色斑点状的"煤斑"即煤尘灶，煤斑直径为1～4 mm，由粉尘及尘细胞淤积在一级和二级呼吸性细支气管周围的淋巴管内形成，呼吸性细支气管位于次级肺小叶的中心部位，所以在一个肺小叶中可以看到5～6个煤斑。镜下，煤斑呈星芒状，紧伴扩大的呼吸支气管腔，由大量噬煤尘细胞和交织的网状纤维组成，后期可夹杂少量胶原纤维；呼吸性细支气管平滑肌因受压而萎缩，管腔扩张，这是形成灶周肺气肿或小叶中心性肺气肿的病理基础；煤尘和尘细胞还可沉积于肺泡腔、胸膜下和肺小叶间隔等处，并引流至肺门淋巴结，使之肿大。

煤硅肺病的病理改变与一般硅沉着病相同，除有典型的硅结节外，还有煤尘沉着，以煤硅结节和大块纤维化为特征。煤硅结节系在煤工肺尘埃沉着病背景上形成，形态类似于硅结节，以紧密排列的胶原纤维为核心，外周为一厚层煤尘细胞和纤维组织，纤维伸向邻近的肺泡间隔和小叶间隔，形成放射状圆结节；另一种形态是形成混合尘结节，多为圆形或椭圆形，直径为1～5 mm或更大，组织学特点是胶原纤维与煤尘颗粒、尘细胞交织存在，无明显胶原核心。

PMF多见于煤硅肺病晚期，病理学上常根据是否伴有PMF而将煤工肺尘埃沉着病分为单纯煤工肺尘埃沉着病和复杂煤工肺尘埃沉着病。PMF多位于两肺的上叶或中叶，为灰黑色或黑色、质地坚韧的纤维化团块，内部较为均匀一致。镜下见由粗大的胶原纤维束、堆积于纤维束间的尘细胞、淋巴细胞以及埋于其间的小支气管和小血管残迹、增生的肺间质组织交织融合而成；团块可因缺血、液化坏死而出现厚壁空洞，内存黑色稀薄液体，空洞较结核空洞小，有时不易鉴别；还有一种PMF是由很多煤硅结节融合而成的结节融合块。随着大块纤维化肺组织的收缩、上移，团块周边可形成气肿带或肺大疱，肺基底部也常出现肺气肿。

（四）临床表现

据2003年对4 255例煤工肺尘埃沉着病的调查报告，其平均发病工龄为21.27年，平均晋级年限为12.7年。与1986年全国肺尘埃沉着病流行病学调查结果比较，发病年龄、发病工龄均有不同程度的缩短。

单纯煤工肺尘埃沉着病早期可无阳性临床症状和体征，或仅在劳累时稍有胸闷、气短；随着患者年龄增长和病变的进展，上述症状逐渐加重，并出现咳嗽、咳痰等。晚期重症患者可出现端坐呼吸、不能平卧；检查可见口唇、甲床发绀，桶状胸，呼吸音减低或粗糙；合并感染时可闻及干性、湿性啰音，哮鸣音等。临床上煤工肺尘埃沉着病 PMF 患者症状往往较进展与同期的硅沉着病为重。

(五)并发症

1.肺部感染

煤工肺尘埃沉着病患者局部和全身的免疫防疫机制均降低，易引发肺部感染，此时，患者常出现呼吸困难症状短期内加重、咳嗽咳痰增多、痰液性质改变、两下肺部闻及湿啰音或较平时增多、肺心病和呼吸衰竭患者在常规治疗情况下心肺功能恶化等表现。由于患者存在肺血液循环和淋巴循环障碍，感染常迁延不愈，反复发作，并可能导致真菌二重感染。肺部感染反复发作会促使肺纤维化加重，进一步损害心肺功能，是患者病情恶化和死亡的重要原因。

2.肺结核

据 2003 年全国肺尘埃沉着病报告发病情况的分析，肺尘埃沉着病合并肺结核的合并率也呈下降趋势，与 1986 年肺尘埃沉着病流行病学调查结果的15.82％相比，下降了6.12％，其中煤工肺尘埃沉着病(5 353 例)总的肺结核合并率为9.92％，一期、二期及三期肺结核的合并率分别为 8.02％、15.1％及31.25％，分别高于同期二期、三期硅沉着病的结核病合并率(分别为12.06％及10.91％)，提示煤工肺尘埃沉着病更易合并结核。

3.肺源性心脏病

出现反复咳嗽、咳痰、胸闷等，经抗感染治疗效果差，呼吸困难无明显改善，且出现嗜睡者，应考虑合并肺源性心脏病可能。患者多有明显肺气肿，并可有球结膜水肿、颈静脉充盈或怒张、肺动脉第二心音亢进、双下肢水肿等。因煤工肺尘埃沉着病比硅沉着病有较高的慢性支气管炎和肺气肿并发率，故继发肺源性心脏病者也较多，对 105 例煤工肺尘埃沉着病并发肺心病患者进行的调查表明，煤工肺尘埃沉着病并发肺心病死亡数占煤工肺尘埃沉着病死亡数的 32.47％，居煤工肺尘埃沉着病所有并发症之首，是煤工肺尘埃沉着病的主要死亡原因之一。

4.类风湿关节炎

国内报道 3.76％煤工肺尘埃沉着病患者合并类风湿关节炎。煤工肺尘埃沉着病患者合并类风湿关节炎，常称为"类风湿肺尘埃沉着病"。辅助检查见类风湿因子、自身免疫抗体多为阳性，血清免疫球蛋白异常。典型的 X 线检查表现为肺内出现直径为 0.5～1.0 cm 的类圆形结节，有的可达 5 cm，一般多发，外带和下肺野居多。其影像学特点为边缘清楚，密度较低，多在关节炎发作前后出现，在出现关节炎后病情常迅速进展。类风湿肺尘埃沉着病也可融合形成大块,伴发空洞或钙化,易误诊为PMF,但PMF多为煤工肺尘埃沉着病晚期表现,多见于硅沉着病和煤硅肺病病例,而本病结节则经常发生在煤工肺尘埃沉着病病情相对较轻病例。病理学上,结节中心常为坏死组织及数量不等的胶原和粉尘,坏死区外层有浸润的淋巴细胞和浆细胞形成的细胞带,还可有多形核白细胞和少量巨噬细胞组成的活动性炎症外围带,附近的动脉可见闭塞性动脉内膜炎;不典型结节可为大小不等的圆形和不规则小阴影,诊断则较为困难。

(六)实验室检查

1.X线检查

(1)煤工肺尘埃沉着病的X线表现以细网状不规则阴影为主,其间可夹杂星芒状的圆形小阴影,形态不规则,边界较模糊,密度较低,可见到"白圈黑点"征象;晚期并发肺气肿时,双下肺透明度增高,膈肌低平。单纯煤工肺尘埃沉着病时大阴影罕见,肺门和胸膜的改变亦较少。

(2)煤硅肺病早期以p型小阴影为主,也可以p、q型小阴影为主,或同时伴有少量s、t型小阴影;随病变加重,q、r型小阴影增多。小阴影的分布以两中肺区多见,其次是两下肺区。

三期煤硅肺病的大阴影多见于两中上肺区,是多个小圆形阴影增大、密集及融合形成,早期可不对称,边界多模糊;少数病例在没有明确小阴影或小阴影很稀疏的背景上也可出现大阴影。已形成的大阴影较致密,边界清楚,呈圆形、椭圆形或长条形,有的似腊肠状,与脊柱呈平行,上下延伸;大阴影周边可见密度减低的气肿带,也可见肺大疱。较严重的病例尚可在肺尖部、肺基底部出现密度减低区或肺气肿。

煤硅肺病时肺门阴影增大较常见,有时还可见到肺门淋巴结蛋壳样环形钙化阴影,但较硅沉着病少见。

煤硅肺病合并结核时圆形小阴影可较快的增大,边缘变得模糊,不对称;邻近胸膜明显增厚,有肺门引流带,团块不与后肋垂直;出现空洞时,洞壁多较厚,内壁凹凸不平,甚不整齐。

2.肺功能测定

煤工肺尘埃沉着病因大量的煤尘和煤尘细胞滞留于呼吸性支气管和肺泡,有煤斑、灶周肺气肿形成,以及大块纤维化及肺间质纤维化,呼吸性气道、肺组织弹性纤维破坏,故使肺通气功能及换气功能明显受损。损害类型既往报道以阻塞型多见,其次为混合型,限制型则较少见。有医院分析了301例硅沉着病、煤工肺尘埃沉着病及陶工肺尘埃沉着病的肺功能,均以限制型通气功能障碍为主,与近年一些报道结果相同;同时还见硅沉着病和煤工肺尘埃沉着病随期别升高,肺功能障碍逐渐转为以混合型为主。

另有对 60 例硅沉着病患者肺功能 10 年的跟踪研究报告,认为通气功能障碍类型由阻塞型逐渐向限制型与混合性通气功能障碍转变,但原因有待分析。

肺功能测定是评价肺尘埃沉着病患者劳动能力和代偿功能的关键工具,也是较 X 线影像学改变更为敏感的检测手段,但在某种程度上受被测试者的主观因素影响,故应注意检测时的质量控制。

(七)诊断及鉴别诊断

煤工肺尘埃沉着病的诊断与分期可根据《肺尘埃沉着病病诊断标准》进行;确诊仍有赖于可靠的职业接触史及质量良好的 X 线检查结果。

诊断时需注意与肺及支气管慢性感染鉴别,此时 X 线片可出现较多网状和点状阴影,但此类阴影密度多较低,常与肺纹理相连接,抗生素治疗后阴影可少或消失,有助于鉴别。

此外,还需注意与特发性弥漫性肺间质纤维化、肺含铁血黄素沉着症等鉴别;出现团块状影时需注意与肺结核和支气管肺癌相鉴别。

(八)治疗

(1)诊断一经确立后,应立即调离粉尘作业,注意身心健康、合理营养,进行适度的运动,以增强机体抵抗力和改善肺功能。

(2)特效药物,可选用抑制肺纤维化的药物。

(3)大容量肺灌洗术是近年正在探索的肺尘埃沉着病治疗新技术,拟通过灌洗排出一定数量沉积于呼吸道和肺泡中的粉尘及由粉尘刺激产生的与纤维化有关的细胞因子,达到阻止肺纤维化进展的目的;治疗后患者自觉临床症状有改善,但其远期效果尚需进一步观察和总结。

(4)对症治疗,可服用止咳、平喘、祛痰、消炎药物。

(5)积极防治并发症,特别是呼吸道感染和结核。

三、石棉沉着病

(一)概述

石棉沉着病是长期吸入石棉粉尘引起的以肺部弥漫性纤维化为特征的一种全身性疾病。

石棉是一种具有很高抗张强度、耐化学、耐火、耐蚀、绝缘、绝热性质,纤维性结晶状结构的硅酸盐类矿物质,主要是由镁和硅构成,还含有不等量的氧化钙和氧化铝等,矿石纤维长度一般为 2～3 cm,也有长达 100 cm 以上者。

石棉分为两大类:①蛇纹石石棉,主要品种为温石棉,它具有较好的可纺性能,主要成分有二氧化硅、氧化镁和结晶水,分子式是 $Mg_6[(OH)_4Si_2O5]_2$,呈白色或灰色,半透明,无磁性,不导电,耐火,耐碱,纤维坚韧柔软,具有丝的光泽和好的可纺性。目前世界所产石棉主要是此类石棉,约占世界石棉产量的 95%。②角闪石棉,主要品种有青石棉、铁石棉、直闪石棉、透闪石石棉和阳起石等,根据所含钠、钙、镁和铁等成分的数量不同而相区分;其纤维坚硬,呈直杆状结构。上述两类石棉矿物本身可有纤维结构或非纤维结构两种,只有呈纤维结构的蛇纹石和角闪石才称为石棉。世界石棉已探明的储量约 2 亿吨,主要分布在俄罗斯、中国、加拿大、哈萨克斯坦、巴西、南非和津巴布韦,尤其是俄罗斯的乌拉尔地区和加拿大的魁北克地区,两者合计约占世界总储量的 50%。

(二)接触机会

石棉来源于希腊语,它良好的抗拉性、隔热、保温、耐酸碱腐蚀、绝缘性能等特点,决定了它在工业生产和日常生活中应用的广泛性。如石棉纤维可以织成纱、线、绳、布等,作为传动、保温、隔热、绝缘等部件材料或衬料,也可用来制成石棉板、防火石棉纸、保温管、窑垫以及保温、防热、绝缘、隔音等材料。此外,石棉纤维可与水泥混合制成石棉水泥瓦、板及屋顶板、石棉管等石棉水泥制品;石棉和沥青掺和可以制成石棉沥青制品(如石棉沥青板、石棉毡、石棉砖以及石棉漆、嵌填油灰等),用作高级建筑物的防水、保温、绝缘、耐酸碱材料和交通工程的材料。石棉与酚醛、聚丙烯等塑料黏合,可以制成火箭抗烧蚀材料,飞机机翼、油箱、火箭尾部喷嘴管以及鱼雷高速发射器,船舶、汽车以及飞机、坦克、船舶中的隔音、隔热材料;石棉与各种橡胶混合压模后,还可做成液体火箭发动机连接件的密封材料;与酚醛树脂层压板,可做导弹头部的防热材料。蓝石棉还可作防化学、防原子辐射的衬板、隔板或者过滤器及耐酸盘根、橡胶板等。

在石棉开采、选矿、运输、轧棉、梳棉、纺线、加工等过程,以及废石棉再生利用作业时,均有机会接触大量石棉纤维和粉尘;拆除废旧房屋、锅炉等含有大量石棉材料的设施时,除可接触大量石棉纤维外,还可能对大气、水源等周围环境造成污染。

(三)发病机制

石棉引起肺纤维化的机制与其他肺尘埃沉着病大致相同,其中石棉纤维的机械刺激作用尤其不容忽视,研究表明,石棉对巨噬细胞和纤维细胞的毒性远比二氧化硅小,而其致肺纤维化和致肿瘤活性比二氧化硅强,尤其是长纤维石棉,提示其直接的机械刺激在致纤维化作用中可能具有重要地位。

一般而论,直径<3 μm 的石棉纤维吸入后大多沉积于呼吸性细支气管,其可通过机械性刺激和化学作用,引起细支气管-肺泡炎;部分到达肺泡的石棉纤维被巨噬细胞吞噬后,可引起细胞坏死崩解,导致巨噬细胞性肺泡炎;逸出的硅尘又可被其他的巨噬细胞吞噬,这种过程不断反复,使炎症反应在肺组织不断持续,逐渐形成尘结节,并进展为尘细胞肉芽肿。有研究表明,活性氧(ROS)和活性氮(RNS)是介导石棉毒性的重要的第二信使,石棉引起 ROS 和 RNS 大量生成可导致肺上皮细胞 DNA 损伤及凋亡,而肺泡上皮细胞凋亡正是肺纤维化的早期表现。

温石棉纤维可以从肺泡迁移到肺间质、胸膜腔和局部淋巴结,肺部淋巴系统可能在石棉纤维在脏层和壁层胸膜的播散种植过程中起主要作用,毛细血管输送在这个过程中所起的作用则可能很小。研究发现,石棉纤维由呼吸道吸入后很容易聚集于肺的外周,并是胸膜斑的主要组成成分。胸膜斑最初位于胸壁的后面和侧面,平行于肋间,没有胸膜粘连,不累及肺尖和肋膈角。有人发现,石棉沉着病工人的胸腔积液中可见有石棉纤维,故推测石棉纤维进入胸膜腔后,可能通过连接胸膜腔和壁层胸膜的淋巴管开口进入壁层胸膜。此外,由于石棉纤维可被肺实质局部淋巴丛清除,并在纵隔淋巴结聚集,故也可能从纵隔淋巴结逆行至胸骨后和肋间淋巴结,最后到达壁层胸膜。

石棉也是一种致癌物,可引起肺癌和胸膜间皮瘤,它在恶性细胞形成的每个阶段都起着重要作用,这些作用并不依赖于肺纤维化的进程。近年的流行病学调查资料表明,石棉沉着病患者还易并发肺癌、恶性胸膜和腹膜间皮瘤、食管癌、胃癌、结肠癌、喉癌等恶性肿瘤,据统计,石棉沉着病合并肺癌者可高达 17%,吸烟的石棉工人患肺癌的危险性比不吸烟人群高 53～92 倍;石棉沉着病合并恶性胸膜间皮者更为多见,有报告称,52 例间皮瘤患者中约 80% 有石棉粉尘的职业接触史。我国对石棉沉着病患者全死因分析表明,死于肺癌者约为 25%,死于胸式腹膜间皮瘤为 7%～10%,死于消化道癌为 8%～9%。

(四)病理

石棉沉着病的病理学特点是弥漫性肺间质纤维化、石棉小体形成、脏层胸膜肥厚及壁层胸膜形成胸膜斑,个别患者尚可出现胸膜间皮瘤;病变以双肺下叶为著。

1.弥漫性肺纤维化

石棉沉着病早期可见细支气管脱屑性和闭塞性肺泡炎改变,伴石棉纤维沉积,巨噬细胞也大量增加,包裹和吞噬石棉纤维,并引起网状纤维和胶原纤维增生,造成肺泡闭塞。随病情进展,纤维化可遍及各肺小叶,形成粗细不一的纤维索条,以双肺下叶最为明显,有时尚可见 0.5~2 mm 外形不规则的小结节,在偏光镜下,其双折射针状石棉纤维清晰可见;淋巴结的改变多较轻微。

晚期的石棉沉着病可形成大块纤维化,几乎全部由弥漫性纤维组织、残存的肺泡小岛及粗大的血管、支气管所构成,呈蜂窝状;胸膜下纤维化可与肺实质深部的纤维索条紧密连接甚至融合,多见于两肺基底部;肺体积明显缩小、质地变硬。

2.石棉小体

石棉接触者可在肺内、痰中检出石棉小体,有时在胸膜斑和肺泡灌洗液中也可找到石棉小体。其外观呈金黄色或黄褐色,长 20~200 μm,粗 1~5 μm,末端膨大呈哑铃状或火柴样,普鲁蓝染色时小体常呈阳性铁反应,一般认为系石棉引起红细胞破裂,以黏多糖为基质的铁蛋白质吸附到石棉纤维所形成,它是机体对异物的反应,在石棉小体旁常可见异物巨细胞。在弥漫性纤维化的肺组织中查见石棉小体是病理诊断石棉沉着症的重要依据,痰中查见石棉小体亦提示有肯定的石棉接触史,但肺内石棉小体的多寡与肺纤维化程度无明显相关,仅反映石棉纤维的沉积量。

3.胸膜增厚和胸膜斑

石棉多伴有弥漫性胸膜纤维化,潜伏期较长,常与过去胸腔积液有关,一般最先累及脏层胸膜,使之明显增厚,常蔓延到肋膈角,多是单侧的。此外,还易造成脏层和壁层胸膜粘连融合,这两种类型的胸膜增厚可以共存。

半数以上患者胸膜有局限性胸膜斑块,其特点是仅附着于壁层胸膜,是一种不连续的纤维组织,发展缓慢,潜伏多在 15 年以上;病变常双侧对称,多发生于第 5~8 肋间的侧后胸壁,很少累及肺尖及肋膈角。斑块与脏层胸膜无粘连,边界清楚,略凸出于胸膜,表面光滑,有光泽,灰白色,半透明,质地坚硬,类似软骨,可部分或大部分钙化。镜下可见主要由胸膜弹力层重叠交错、玻璃样变的胶原纤维构成,斑块中可有钙质沉着,但无石棉纤维。

4.胸膜间皮瘤

胸膜间皮瘤是原发于胸膜间皮组织或胸膜下间质组织的一种少见肿瘤,可有多种组织形态,一类以纤维细胞为主(纤维型),另一类以上皮细胞为主(上皮型)。根据肿瘤生长方式又可分为：①局限型间皮瘤，多数为良性，也可以是低度恶性；②弥漫型胸膜间皮瘤，几乎均为恶性，吸入石棉纤维引起胸膜间皮瘤多为弥漫型。

肉眼观察，胸膜间皮瘤多呈白色或黄白色，为覆盖于肺表面的局部肿块，或包裹整个肺叶或全肺，可累及纵隔和心包，亦可沿叶间隔蔓延，侵入肺内，早期需注意与胸膜斑区别。

（五）临床表现

石棉纤维可以通过皮肤接触、食物摄入或呼吸道吸入进入人体，但石棉沉着病则主要因长期吸入石棉纤维引起，其潜伏期比硅沉着病要长，有的甚至达40年，我国石棉沉着病的发病工龄多在 15～20 年，主要与生产环境中石棉粉尘浓度高低有关。

石棉不仅具有致纤维化作用，还有致癌作用(尤其是青石棉)，流行病学调查结果表明，石棉作业工人和石棉沉着病患者肺癌和胸膜间皮瘤的发生率明显高于不接触石棉的一般居民，尤其是间皮瘤，其主要发生在胸膜，劳动条件恶劣的石棉作业工人因吞入大量石棉纤维，甚至还可引起腹膜间皮瘤。在石棉高暴露量人群，间皮瘤的年发生率是 366/10 万，而在轻到中度暴露的人群，间皮瘤的年发生率为 67/10 万，多见于接触青石棉者。其潜伏期多较长，一般在接触石棉尘35～40 年后才发病，以青石棉和铁石棉引起间皮瘤较多，可能与其较坚硬挺直，易穿透肺组织到达肺深部有关。

石棉沉着病患者的临床症状与一般肺尘埃沉着病相似，主要是活动后胸闷、气短，有时有阵发性干咳，合并呼吸道感染时可咯大量黏痰；还可有乏力、食欲缺乏、消瘦等全身症状；常有胸痛，大多局限，且不固定，如出现持续剧烈胸痛，应警惕出现胸膜间皮瘤的可能。

石棉沉着病早期多无阳性体征，合并感染时肺部可闻及湿性或干性啰音，有时在肺部下方或腋下可听到捻发音；晚期多合并肺气肿，可见桶状胸，叩诊呈过清音；长期缺氧可见发绀及杵状指。石棉沉着病易并发呼吸道感染、自发性气胸、肺源性心脏病等，但合并肺结核的发病率仅 10% 左右，远低于硅沉着病，而且多数病情较轻，进展缓慢。

接触石棉还可引起皮肤疣状赘生物，常发生于手指屈面、手掌、前臂和足底，是石棉纤维进入皮肤引起的局部慢性增生性改变；疣状物自针头至绿豆大，表面粗糙，有轻度压痛，病程缓慢，可经久不愈。

(六)实验室检查

1.X 线检查

石棉沉着病的 X 线表现主要包括肺实质、胸膜和心包膜的改变。

(1)肺部改变:主要为网状的不规则小阴影,网状阴影可由小到大、由疏到密,逐渐发展,早期多见于中下肺野,以后可扩展到上肺野;小阴影增多,则使肺野透明度减低,呈毛玻璃样。随病情进展,上述不规则阴影密度逐渐增高,且结构紊乱,状如绒毛或蜂窝,有时在网状阴影间尚夹杂有少量密度不高的细小圆形和类圆形阴影;双上肺透光度常增高;肺门淋巴结一般不增大。

(2)石棉沉着病有几种良性的胸膜改变,即胸膜斑、弥漫性胸膜纤维化和圆形肺不张。

胸膜斑:其为石棉沉着病的特征性改变,石棉纤维刺激壁层胸膜导致局部胸膜增厚,X 线下多为双侧胸壁中、下部位对称性阴影,密度不均,多呈三角形,内缘清晰,偶见单侧形态不规则者,部分胸膜斑可有钙化则更易辨认。由于结核、心力衰竭、外伤等因素亦会引起肺尖和肋膈角处的局限性胸膜增厚,所以肺尘埃沉着病诊断标准专门指出,"与石棉接触有关的胸膜斑是指除肺尖和肋膈角区以外的厚度>5 mm 的局限性胸膜增厚,或局限性钙化胸膜斑块",以便于鉴别。胸膜斑多为双侧性,病变形态常不对称,多发于侧胸壁(第 5~8 肋间水平)和侧后胸壁,也见于膈肌的腱膜部,偶见于心包和叶间胸膜;正位平片有时较难发现侧后胸膜的胸膜斑,但 45°斜位片和 CT 片则可以清楚地显示。

弥漫性胸膜纤维化:石棉沉着病患者可出现单侧或双侧胸腔积液,石棉引起的胸腔积液能缓慢地自发消退,但与是否会出现胸膜斑或间皮瘤无明显关联;对于接触石棉的胸腔积液患者,需除外结核性胸腔积液和早期间皮瘤。弥漫性胸膜纤维化增厚、粘连,主要累及脏层胸膜和肋膈角,X 线下可见双侧胸壁广泛的不规则阴影。纵隔胸膜增厚并与心包膜粘连时,可形成一侧或双侧心缘模糊;肺门或肺内纤维化阴影重叠,常使心脏轮廓不清,若心包膜与壁层胸膜粘连可形成所谓"蓬发状心影",这是晚期石棉沉着病重要的 X 线征象之一。

圆形肺不张:石棉沉着病有一种特殊类型的胸膜增厚,即"圆形肺不张",亦称"折叠肺"或"Blesovsky 综合征",其 X 线片特点是彗星尾征,即在胸膜的一个或几个部位出现具有特征性的圆形、不透明的曲线结构,尾部朝向肺门(彗星尾),但需与周围型肺癌进行区别。圆形肺不张的形成机制尚不清,可能是壁层胸膜纤维化伴有胸腔积液或感染时,部分肺组织粘连,引起支气管扭曲和阻塞,造成远端肺不张所致。大部分圆形肺不张的患者没有症状,但肺不张的体积增大或肺功能受损时则可出现症状。

CT 检查对肺实质纤维化和胸膜异常的发现较常规 X 线检查有更高的敏感性,尤其有助于发现后下方胸膜、纵隔胸膜或横膈面的增厚、粘连,以及脊柱旁的胸膜斑或钙化等,是为石棉沉着病的诊断及鉴别诊断的重要参考依据。此外,CT 检查还可早期发现胸膜壁不规则的块状病变,为间皮瘤的辨认提供重要信息。

2.肺功能测定

石棉沉着病典型的肺功能改变是限制性通气功能障碍,在弥漫性胸膜增厚者更加明显,这种通气功能降低常发生于胸部 X 线异常之前,甚或早于临床症状。还有报道指出,接触石棉 5 年以上的工人,DLCO 已有降低,而此时 VC、FVC、FEV$_1$ 尚无明显改变,胸部 X 线也未出现异常。此外,石棉沉着病的小气道也有广泛的损伤,V$_{50}$ 及 V$_{25}$ 的异常率常为 70% 以上。

晚期石棉沉着病患者,特别是有广泛的胸膜改变者,肺顺应性多显著减低,表现为 VC、FVC、TLC 均呈进行性急剧降低,RV 及 RV/TLC 增高。

(七)诊断与鉴别诊断

1.诊断

(1)具有确切的石棉尘职业接触史。

(2)现场劳动卫生学调查资料提示患者有大量接触石棉粉尘的可能。

(3)临床表现和技术质量合格的后前位胸部 X 线片表现符合石棉沉着病特点。

(4)可排除其他肺部类似疾病,而后,即可对照肺尘埃沉着病诊断标准片作出石棉沉着病的 X 线分期。

根据诊断标准,石棉沉着病的 X 线分级如下:①肺野出现总体密集度 1 级的小阴影,但分布范围未超过 4 个肺区,如出现胸膜斑,可诊断为石棉沉着病一期;②胸部 X 线片表现有总体密集度 1 级的小阴影,分布范围超过 4 个肺区,或总体密集度 2 级,分布范围达到 4 个肺区者,如胸膜斑已累及部分心缘或膈面,可诊断石棉沉着病二期;③胸部 X 线片表现有总体密集度 3 级的小阴影,分布范围超过 4 个肺区,如单侧或两侧多个胸膜斑长度之和超过单侧胸壁长度的 1/2,或累及心缘使其显示部分蓬乱者,即可诊断为石棉沉着病三期。

对于个别不易辨认及疑难的病例,可行 CT 扫描协助诊断和鉴别诊断。

2.鉴别诊断

石棉沉着病需与以下疾病进行鉴别诊断。

(1)其他原因所致肺间质纤维化：主要有外源性过敏性肺泡炎、硬皮病、类风湿病、结节病、红斑狼疮、特发性肺间质纤维化、药物及癌症放疗引起的肺间质纤维化等。

根据含大量真菌、细菌有机粉尘吸入史可与外源性过敏性肺泡炎进行鉴别；特发性肺间质纤维化与石棉沉着病的体征、X线改变及通气功能障碍等表现十分相似，但该类患者无石棉纤维职业接触史，且病情进展较快，无石棉沉着病的胸膜改变等情况，可以进行鉴别；结缔组织病则主要依据职业接触史、胶原病特殊的临床表现及实验室检查进行鉴别。

(2)胸膜改变：主要注意与结核性胸膜肥厚或钙化鉴别，该病有结核病史，病变多为一侧性，且多累及肋膈角，无石棉沉着病的肺部表现。发生在侧胸壁的胸膜斑还需注意与肥胖者的胸膜下脂肪鉴别，后者多位于侧胸壁第6～8肋处，两侧对称，很少累及肋膈角。

(八)治疗

目前尚无有效的药物可以控制石棉沉着病的发展，仍主要采用一般支持及对症治疗，积极防治并发症，其中尤以控制呼吸道感染最为重要。

第二节　农　民　肺

多次吸入具有抗原性的有机粉尘可引起肺泡变态反应性炎症，以肺内出现间质细胞浸润和肉芽肿为病理学特征，被称为"外源性变应性肺泡炎"(extrinsic allergic alveolitis, EAA)，美国多称为"过敏性肺炎"；其早期表现为肺泡炎，后期肺内则出现肉芽肿结节及弥漫性纤维化。该病以农业人口居多，因在农业生产中，人们与有机粉尘的接触机会更为密切频繁，常见有机粉尘为混合性植物颗粒或片段、微生物、真菌及其孢子或毒性产物、蕈类培养基或其孢子、植物花粉、昆虫及其片段、饲料成分(包括动植物粉、抗生素等添加剂)、畜禽类排泄物及其分解物、动物皮毛，以及鸟类、啮齿动物的血、尿、蛋白成分等。通常根据接触的有机粉尘种类将相应的变应性肺泡炎称为"农民肺""养鸟者肺""蔗渣肺""蘑菇肺"等。

其中以"农民肺"最具代表性，以往主要见于加工饲料的农民，因在操作中接触发霉的稻草、稻谷而吸入含有嗜热放线菌等有机尘埃,在肺内包括终末性呼吸道引起免疫机制介导的炎症反应,并形成巨噬细胞性肉芽肿和肺间质纤维化。该病在世界各地皆有分布,1713 年即有文献报告,1932 年 Compbell 首次报道吸入发霉的干草尘可引起肺部疾病。美国农业人口中农民肺的发病率为 0.4%～7%(约占其过敏性肺炎的 11%),英国为 0.4%～3%,法国和瑞典为 0.2%～1.5%,故农业被西方国家看作第三高风险职业,仅次于建筑业和采矿业,有些国家和地区已将农民肺列为职业性疾病。

一、病因

嗜热放线菌属是本病的主要病原菌(包括许多亚型)。国际上多以干草小多孢菌作为标准菌种,常见的还有普通嗜热放线菌、白色嗜热放线菌、绿色嗜热单孢菌,我国发现热吸水链霉菌可能最为常见,实验证实其亦是农民肺的致病菌;有时,各种曲霉属也可成为该病的致病病原体。嗜热放线菌在自然界分布甚广,嗜潮湿,最适生长温度为 40～60 ℃。谷物、稻草、植物残渣(如甘蔗渣、蘑菇渣、土豆渣)以及室内湿化器或空调器内的尘埃等,一旦潮湿发霉,即可达到此种温度、湿度条件,从而成为此类"嗜热"放线菌生长繁殖的"温床"。

以往本病主要见于饲养畜、禽的农民,单纯种植粮食的农民很少发生;且多发生于寒冷潮湿的晚冬、早春季节,因此时农民接触发霉的粮草、柴火、饲料、粮食的机会较多,容易造成较大量真菌随粉尘吸入肺内,引发病变。研究发现,霉变的禾草在粉碎搅动时,1 m^3 空气中可含真菌 1 600 万个,操作者每分钟吸入的真菌可达 75 万个。需要注意的是,由于这些人群的作业内容常随季节的变化发生改变,其接触的病原体也会不断变化;此外,其他变应原、化学物质、有毒气体、传染性病原体在引发其呼吸道症状中也起着不可忽视的作用。

近年,随着农业生产的发展,温室蔬菜种植技术日益普及,种植者发生农民肺,被特称为"温室肺"或"大棚肺"的比率也日渐增加。据我国辽宁省 2009 年的调查资料,该省从事该项农业生产的人群中,"大棚肺"的发生率已达 5.7%,值得进一步关注。

二、发病机制

农民肺是否发病及其严重程度主要取决于接触强度、频度及时间,受染者本身对病原体抗原的易感性也具有重要作用。因此,同样环境工作的人员中并非人人患病,如农村中的非农业人口也可能吸入少量病原体,但除在其血清可能发现有关沉淀素抗体外,并不见发病。

嗜热放线菌即便吸入人体,在 37 ℃体温下并不能繁殖,患者的痰液中也很难找到或培养出嗜热放线菌。一般认为吸入嗜热放线菌的孢子才能诱发变态反应,对机体而言,放线菌的孢子是一大分子胶体异物,具有抗原性,吸入后可刺激机体产生免疫应答,体液免疫和细胞免疫机制均介入本病的发病过程;当被"致敏"的机体再次吸入该种孢子后,即可迅速诱发变态反应,在数小时内引起变应性肺泡炎或间质性肺炎,一般以Ⅲ型(免疫复合物型)和Ⅳ型(迟发型细胞免疫型)变态反应为主;约有 10％患者尚可出现支气管哮喘症状,提示Ⅰ型变态反应也参与了本病的发病过程。

嗜热放线菌的孢子是一种较难溶解的颗粒,它可随呼吸在肺泡内做布朗运动,借助呼吸运动和肺泡表面活性物质的作用,经由呼吸细支气管、终末细支气管及气道清除出体外;也可黏附在肺泡内表面或被巨噬细胞吞噬;孢子还可通过肺泡上皮的胞饮作用穿越细胞进入肺泡间质,直接刺激致敏的 T 淋巴细胞使之向肺内集聚,同时继发中性粒细胞浸润、激活及肺 IL-1、IL-8、肿瘤坏死因子 α 等生成增加,这些细胞因子的促炎和趋化作用,进一步放大了炎症反应,最终导致血管通透性增加及更多白细胞向肺内迁移,加重组织损伤。激活的 T 淋巴细胞释放多种淋巴因子,特别是巨噬细胞趋化因子和激活因子,使巨噬细胞向肺内趋化聚集、活化,释出溶酶体酶、纤维化因子等物质,促进炎症反应。孢子抗原还会刺激记忆性 B 淋巴细胞加速分裂产生新的记忆细胞和浆细胞,后者则大量产生抗体,诱发体液免疫。

一次吸入较大量嗜热放线菌孢子,常会导致剧烈的炎症反应,并迅速引起血管通透性增加,损伤肺脏功能,诱发缺氧;若长期反复吸入上述病原体,则会引起肺内胶原沉积及肺实质损伤,最终造成肺容量下降,肺功能障碍。

三、病理

农民肺的急性期病变主要是肺间质充血、水肿,并有单核-巨噬细胞浸润(中性粒细胞较少,极少见到嗜酸性粒细胞),形成巨噬细胞或类上皮细胞性肉芽肿,分布于细支气管周围、肺泡间隔和肺泡腔内;电镜下可见Ⅱ型肺泡细胞增生,提示同时存在受损肺泡的修复过程。如急性期内未能及时治愈,或又反复接触抗原,则使病程迁延不愈并诱发间质性炎症,间质有浆细胞、肥大细胞、组织细胞及淋巴细胞浸润,并出现无明显机化、非坏死性小肉芽肿,通常分布于细支气管周围。

一旦转为慢性,则可见肺间质纤维性增生,肉芽肿增多(肉芽肿是Ⅳ型变态反应的表现,但至纤维化晚期时可能消失),并有小瘢痕灶、闭塞性细支气管炎形成。此时,肺弹性减退,质硬肺容积显著缩小,胸膜增厚,肺门淋巴结常呈慢性炎症反应。肺间质纤维化和瘢痕灶是农民肺的最终结局,瘢痕灶周的肺泡多有扩张融合,形成灶周肺气肿,常可导致阻塞性通气障碍;以上病变亦会破坏肺泡的气血屏障结构,导致呼吸功能不全。肺内上述病变和缺氧进而引起肺循环阻力增加、右心室代偿性肥大,构成肺源性心脏病的病理学基础。

四、临床表现

根据其临床表现,一般可分为两型。

(一)急性型

本型多于吸入较大量嗜热放线菌孢子后 4～8 小时内发病,起病急骤,主要表现为畏寒、高热、多汗、全身不适、食欲缺乏、恶心、头痛,且伴胸闷、气短、干咳或仅少量黏液痰,极易误诊为"感冒",但上呼吸道症状并不明显。体检可见呼吸急促,双下肺可能闻及少量湿啰音和捻发音,偶闻哮鸣音,心率加快等;胸部 X 线检查可见肺纹理增重,并出现散在边缘模糊点片状阴影,严重者可以融合,并遍及各个肺区。另可见白细胞(主要是中性粒细胞,而非嗜酸性粒细胞)、C 反应蛋白及免疫球蛋白水平升高,但这些指标并不具诊断特异性,仅有参考价值。

约有 10% 的患者可出现哮喘样发作、皮肤瘙痒和黏膜水肿等速发型变态反应症状。如吸入病原体量较多,患者尚可很快进展为急性呼吸衰竭甚至猝死。

本型病例的自愈性很强,脱离抗原接触后上述症状可在一天或数天内消失,体征和胸部 X 线表现也可逐渐消失,预后良好,但再接触抗原时可再发病。

(二)慢性型

本型多因长期反复大量接触此类致病性有机尘埃所致,病情长期不愈,导致患者发生不可逆性肺损伤。临床可见咳嗽、咳痰,稍活动甚至静息时出现呼吸困难,伴发绀、厌食、极度乏力、消瘦,继发感染者可有发热、多汗。体检可见两肺广泛湿啰音,少数可并发气胸,易误诊为"慢性支气管炎"。可见 TLC、FVC 降低,提示存在限制性通气功能障碍,严重者还可出现阻塞性通气功能及弥散功能障碍,可引起慢性肺源性心脏病、杵状指,常可因呼吸衰竭导致死亡,病死率接近 10%。

胸部 X 线检查可见肺纹理增强,双肺散在结节状、网状甚至条索状阴影。高分辨率 CT 为农民肺最可靠检查手段,可清楚显示肺纤维化状况,如肺野出现蜂窝状结构,支气管-血管周围分布有磨砂玻璃样结节等;CT 检查无异常发现多可排除慢性农民肺。

五、诊断及鉴别诊断

(一)诊断

1.急性型农民肺诊断要点

(1)患者有明确的病原接触史，再次接触病原诱发典型症状发作，为诊断的重要依据。

(2)临床症状符合急性型农民肺表现；接触嗜热放线菌孢子后数小时内发病，是重要临床特征之一。

(3)胸部 X 线或 CT 检查符合急性农民肺的特征性改变；病理学检查符合过敏性肺泡炎表现。

(4)血清免疫学检查发现特异性抗体（如沉淀性 IgG 抗体）可提示受检者有病原接触史。

我国曾颁布《职业性急性变应性肺泡炎诊断标准》，可供急性型农民肺诊断参考。其将急性变应性肺泡炎分为 3 级。①接触反应：指吸入变应原 4～8 小时后出现畏寒、发热、咳嗽、胸闷、气急等症状，但胸部 X 线检查未见肺实质改变，症状亦多在脱离接触后 1 周内消退；本期尚未被纳入职业病范畴。②轻度肺泡炎：患者出现中、重度咳嗽，伴胸闷、气喘、畏寒、发热，两下肺闻及捻发音；胸部 X 线检查除见双肺纹理增强外，并有 1～5 mm 大小、边缘模糊、密度较低的点状阴影，病变范围不超过 2 个肺区；血清沉淀反应可阳性。③重度肺泡炎：上述表现加重，体重减轻、乏力；胸部捻发音增多；X 线检查示有斑片状阴影，分布范围超过 2 个肺区，或融合成大片模糊阴影；血清沉淀反应可阳性。

2.慢性型农民肺的诊断要点

此型患者由于症状迁延不愈，如若其急性发作时临床表现不够典型，则常易被误诊，国家亦无规范诊断标准可供参考。一般认为血清免疫学检查及肺活组织检查，对本病的诊断具有重要提示作用，可结合临床表现进行综合分析后，作出客观诊断。

(二)鉴别诊断

农民肺应与下列疾病相鉴别。

1.感冒

农民肺急性发病时缺乏上呼吸道症状，结合数小时前接触抗原史，不难作出判断。

2.肺炎

主要注意与过敏性肺炎（寄生虫、药物等引起）以及过敏性肉芽肿性血管炎等相区别。既往病史对与前者鉴别有提示意义；后者则为一少见的全身风湿病，早期主要表现为过敏性鼻炎和鼻息肉，常伴有哮喘，外周嗜酸性粒细胞数增多、受累组织嗜酸性粒细胞浸润为其重要特征，可与本病鉴别，全身性血管炎常在哮喘发作数年后出现。

3.支气管哮喘

约10%的农民肺可发生哮喘样症状，但症状通常较为轻微，全身症状较明显；病史、免疫学和X线检查特点有助于鉴别诊断。

4.肺结核

慢性农民肺病变易误诊为肺结核，但后者多呈慢性过程，病程与本病病原接触无关，痰内能找到结核分枝杆菌，抗结核治疗有效，为鉴别诊断要点。

5.慢性支气管炎

反复发作的慢性农民肺患者可有慢性咳嗽、咳痰等表现，其晚期尚可合并慢性支气管炎。据调查，我国江南农村的"慢性支气管炎"患者中约20%实际上是慢性型农民肺，根据抗原接触史及血清免疫学检查结果鉴别并不困难。

6.特发性肺间质纤维化

农民肺晚期也可呈现肺间质纤维化，但其病史、病程和免疫学或肺活组织检查，均有别于特发性肺间质纤维化。

7.结节病

结节病也称类肉瘤病，是一种可累及多系统、器官的肉芽肿性疾病，常侵犯肺，病因尚不清，具有自限性；病史及免疫学检查有助于两者鉴别。

六、实验室检查

（一）特殊检查

1.嗜热放线菌

痰或气道灌洗物查（或培养）嗜热放线菌对临床诊断没有意义，因为此类病原体吸入后，在37℃体温下并不繁殖，而即便痰中找到少量嗜热放线菌也不一定致病。

2.特异性抗体

接触抗嗜热放线菌（或其亚型），血中可出现其沉淀素抗体，对诊断具有明确提示作用，但这只表示患者曾经感染过相应抗原，并不代表其是否引起发病，调查发现,接触抗原而未发病者该类抗体亦有 50％左右呈现阳性;停止接触抗原,该种抗体可在数年内消失,如长期反复小量接触抗原时血清中抗体可长期存在(如生活在农民肺流行区的非农业工作者)。

农民肺的肺组织应能查出病原的沉淀素抗体,但由于目前市售的抗原品种太少,如选用的抗原并非患者接触的类型,该种特异性抗体检查也可能为阴性,故不能以此指标的阴性结果作为排除农民肺的证据。

3.循环免疫复合物

血中发现嗜热放线菌的免疫复合物,对诊断意义较大,但该种免疫复合物需及时检测,因其会在数月内消失。

4.激发试验

工作环境中吸入嗜热放线菌孢子后 4～8 小时发病是确诊的重要依据,此亦称"自然激发试验",但实验室条件下进行激发试验可能存在一定风险。皮肤抗原试验亦可能产生严重不良反应,不宜常规使用。

(二)其他辅助检查

1.胸部影像学检查

急性期胸部 X 线检查可无异常所见或仅有肺纹理增粗、紊乱,或中肺野出现小结节状阴影,边缘不清,直径约 1 mm 至数毫米,重症病例尚可出现弥散分布的斑片状阴影。随病情加重,密度增高,边缘亦渐清晰,脱离抗原接触后病灶多在数天或数周内消失。慢性型则见双肺野出现细小线条状、网状或结节状阴影,有的阴影可从肺门向外放射成条索状及斑块状,肺野尚可出现蜂窝样透亮区,病变多发于上中肺野双侧,可不对称;偶有胸膜渗出、肺门淋巴结肿大、钙化空洞、肺不张等。

HRCT 检查更易发现轻微病灶如毛玻璃样影、小结节影、线条样影或囊样变等。

2.肺功能检查

早期肺功能改变多不明显,病情进展可出现限制性通气不良,晚期尚可伴发阻塞性通气不良及弥散功能减退,此时,血气分析可呈现动脉血氧降低,甚至出现二氧化碳潴留。

上述辅助检查结果均不具特异性,仅能反映病情严重度,并不能为诊断提供确切证据。

七、治疗

本病并无特殊疗法,脱离接触抗原的环境是最根本的治疗。初次急性发作者脱离病原后大多有自限趋势,即便只给对症支持治疗,一般 1~7 天均有明显好转,3~4 周症状可完全消失,但病灶吸收及肺功能完全恢复还需持续一些时日。治愈后,应避免再次接触上述致病病原,以免疾病进展为慢性。

对于病情严重,出现呼吸困难甚至有哮喘发作者,可使用糖皮质激素以抑制免疫反应,减轻肺内炎症,促进病灶吸收。以泼尼松或泼尼松龙为例,开始可用 30~40 mg/d,2 次/天,4~8 周或病情好转后逐渐减量。

慢性型是否用药或用多长时间尚无定论,可先试服,如病情有改善,病灶有所吸收,可适当延长用药时间,逐渐减量停服;病灶已呈瘢痕化或间质纤维化十分明显者,使用激素效果可能不佳并易继发感染,有害无益。合并呼吸衰竭、肺心病者,应给以相应的对症支持治疗。

八、预防

避免接触嗜热放线菌是根本措施,反复发作农民肺的患者应转换职业,离开发病环境;初次发病者在改善工作环境并采取预防措施后,仍从事原来工作。

(1)收藏柴火、干草、粮食、饲料要选择地势高、干燥通风的地方,防止雨淋,并经常通风、翻晒,防止发霉;不在住房内堆放柴草,不用发霉的禾草铺床。

(2)翻动或取用上述物料时,应注意通风、吸尘,站在上风处戴双层防尘口罩操作;采用机械操作时也应注意出料密闭,防止粉尘飞扬;漏气的管道、布袋要及时检查修补,或安装旋风式集尘器、布袋滤尘器。

(3)在温室或蔬菜大棚内从事农副业生产时应戴口罩、手套操作;工作结束后,应更换干净衣服;工作服、口罩、手套应及时清洗并晒干。

(4)如接触发霉的粮、草或从事温室工作后出现类似感冒症状,应想到罹患农民肺可能,并及时告知就诊医师;临床医师发现患者有上述工作史,应进行相应真菌的血清免疫学及 X 线检查,以及时检出患者,及时治疗处理。

第七章

其他呼吸系统疾病

第一节　急性呼吸窘迫综合征

一、病因

临床上可将急性呼吸窘迫综合征（ARDS）相关危险因素分为 9 类，见表 7-1。其中部分诱因易持续存在或者很难控制，是引起治疗效果不好，甚至患者死亡的重要原因。严重感染、DIC、胰腺炎等是难治性 ARDS 的常见原因。

表 7-1　ARDS 的相关危险因素

1.感染	秋水仙碱
细菌(多为革兰阴性需氧菌和金黄色葡萄球菌)	三环类抗抑郁药
真菌和肺孢子菌	5.弥散性血管内凝血(DIC)
病毒	血栓性血小板减少性紫癜(TTP)
分枝杆菌	溶血性尿毒症综合征
立克次体	其他血管炎性综合征
2.误吸	热射病
胃酸	6.胰腺炎
溺水	7.吸入
碳氢化合物和腐蚀性液体	来自易燃物的烟雾
3.创伤(通常伴有休克或多次输血)	气体(NO_2、NH_3、Cl_2、镉、光气、氧气)
软组织撕裂	8.代谢性疾病
烧伤	酮症酸中毒
头部创伤	尿毒症
肺挫伤	9.其他
脂肪栓塞	羊水栓塞
4.药物和化学品	妊娠物滞留体内

154

续表

鸦片制剂	子痫
水杨酸盐	蛛网膜或颅内出血
百草枯(除草剂)	白细胞凝集反应
三聚乙醛(副醛,催眠药)	反复输血
氯乙基戊烯炔醇(镇静药)	心肺分流

二、发病机制

(一)炎症细胞、炎症介质及其作用

1.中性粒细胞

中性粒细胞是 ARDS 发病过程中重要的效应细胞,其在肺泡内大量募集是发病早期的组织学特征。中性粒细胞可通过许多机制介导肺损伤,包括释放活性氮、活性氧、细胞因子、生长因子等放大炎症反应。此外中性粒细胞还能大量释放蛋白水解酶,尤其是弹性蛋白酶,损伤肺组织。其他升高的蛋白酶包括胶原酶和明胶酶 A、B,同时也可检测到高水平的内源性金属酶抑制剂,如 TI MP,说明蛋白酶/抗蛋白酶平衡在中性粒细胞诱发的蛋白溶解性损伤中具有重要作用。

2.细胞因子

ARDS 患者体液中有多种细胞因子的水平升高,并有研究发现细胞因子之间的平衡是炎症反应程度和持续时间的决定因素。患者体内的细胞因子反应相当复杂,包括促炎因子、抗炎因子以及促炎因子内源性抑制剂等相互作用。在 ARDS 患者 BALF 中,炎症因子(如 IL-Iβ、TNF-α)在肺损伤发生前后均有升高,但相关的内源性抑制剂如 IL-Iβ 受体拮抗药及可溶性 TNF-α 受体升高更为显著,提示在 ARDS 发病早期既有显著的抗炎反应。

虽然一些临床研究提示 ARDS 患者 BALF 中细胞群 NF-κB 的活性升高,但是后者的活化水平似乎与 BALF 中性粒细胞数量、IL-8 水平及病死率等临床指标并无相关性。而另一项对15 例败血症患者外周血单核细胞核提取物中 NF-κB 活性的研究表明,NF-κB 的结合活性与 APACHE-Ⅱ 评分类似,可以作为评价 ARDS 预后的精确指标。虽然该实验结果提示总 NF-κB 活性水平可能是决定 ARDS 预后的指标,但仍需要大量的研究证实。

3.氧化/抗氧化平衡

ARDS 患者肺部的氧气和抗氧化反应严重失衡。正常情况下,活性氧、活性

氮被复杂的抗氧化系统拮抗,如抗氧化酶(超氧化物歧化酶、过氧化氢酶)、低分子清除剂(维生素 E、维生素 C 和谷酰胺),清除或修复氧化损伤的分子(多种 DNA 的蛋白质分子)。研究发现 ARDS 患者体内氧化剂增加和抗氧化剂降低几乎同时发生。

内源性抗氧化剂水平改变会影响 ARDS 的患病风险,如慢性饮酒者在遭受刺激事件如严重创伤、胃内容物误吸后易诱发 ARDS。但易患 ARDS 风险增加的内在机制尚不明确。近来有研究报道慢性饮酒者 BALF 中谷胱甘肽水平约比健康正常人低 7 倍而氧化谷酰胺比例增高,提示体内抗氧化剂如谷胱甘肽水平发生改变的个体可能在特定临床条件下更易发生 ARDS。

4.凝血机制

ARDS 患者凝血因子异常导致凝血与抗凝失衡,最终造成肺泡内纤维蛋白沉积。ARDS 的高危人群及 ARDS 患者 BALF 中凝血活性增强,组织因子(外源性凝血途径中血栓形成的启动因子)水平显著升高。ARDS 发生 3 天后凝血活性达到高峰,之后开始下降,同时伴随抗凝活性下降。ARDS 患者 BALF 中促进纤维蛋白溶解的纤溶酶原抑制剂-1 水平降低。败血症患者中内源性抗凝剂如抗凝血酶Ⅲ和蛋白 C 含量降低,其低水平与较差的预后相关。

恢复凝血/抗凝平衡可能对 ARDS 有一定的治疗作用。给予严重败血症患者活化蛋白 C,其病死率从 30.8% 下降至 24.7%,其主要不良反应是出血。活化蛋白 C 还能使 ARDS 患者血浆 IL-6 水平降低,说明它除了抗凝效果外还具有抗炎效应。但活性蛋白 C 是否对各种原因引起的 ARDS 均有效尚待进一步研究。

(二)肺泡毛细血管膜损害

1.肺毛细血管内皮细胞

肺毛细血管内皮细胞损伤是 ARDS 发病过程中的一个重要环节,对其超微结构的变化特征也早有研究。同时测量肺泡渗出液及血浆中的蛋白含量能够反映毛细血管通透性增高的程度,早期 ARDS 中水肿液/血浆蛋白比>0.75,相反压力性肺水肿患者的水肿液/血浆蛋白比<0.65。ARDS 患者肺毛细血管的通透性较压力性肺水肿患者高,并且上皮细胞间形成了可逆的细胞间隙。

2.肺泡上皮细胞

肺泡上皮细胞损伤在 ARDS 的形成过程中发挥了重要作用。正常肺组织中,肺泡上皮细胞是防止肺水肿的屏障。ARDS 发病早期,由于上皮细胞自身的受损、坏死及由其损伤造成的肺间质压力增高可破坏该屏障。肺泡Ⅱ型上皮细胞可产生合成表面活性物质的蛋白和脂质成分。ARDS 患者表面活性物质减少、成分改变及其功能抑制将导致肺泡萎陷及低氧血症。肺泡Ⅱ型上皮细胞的损伤造成表面活性物质生成减少及细胞代谢障碍。此外,肺泡渗出液中存在的蛋白酶和血浆蛋白通过破坏肺泡腔中的表面活性物质使其失活。

在肺水肿的情况下,肺泡上皮细胞在肺水肿时有主动转运肺泡腔中水、盐的作用。肺泡Ⅱ型上皮细胞通过Na^+的主动运输来驱动液体的转运。大多数早期ARDS患者肺泡液体主动清除能力下降,且与预后呈负相关。在肺移植后肺再灌注损伤患者中也存在类似的现象。虽然ARDS患者肺泡液主动清除能力下降的确切机制尚不明了,但推测其可能与肺泡上皮细胞间紧密连接或肺泡Ⅱ型上皮细胞受损的程度有关。

三、诊断

1967年Ashbaugh等首次报告ARDS,1994年北美呼吸病-欧洲危重病学会专家联席评审会议发表了ARDS的诊断标准(AECC标准),但其可靠性和准确性备受争议。2012年修订的ARDS诊断标准(柏林标准)将ARDS定义为:①7天内起病,出现高危肺损伤、新发或加重的呼吸系统症状。②胸X线片或CT示双肺透亮度下降且难以完全由胸腔积液、肺(叶)不张或结节解释。③肺水肿原因难以完全由心力衰竭或容量过负荷来解释,如果不存在危险因素,则需要进行客观评估(如超声心动图),以排除静水压增高型水肿。④依据至少0.49 kPa呼气末正压机械通气(positive end expiratory pressure,PEEP)下的氧合指数对ARDS进行分级,即轻度(氧合指数为200~300)、中度(氧合指数为100~200)和重度(氧合指数为≤100)。

中华医学会呼吸病分会也提出了类似的急性肺损伤/ARDS的诊断标准(草案)。

(1)有发病的高危因素。

(2)急性起病、呼吸频数和/或呼吸窘迫。

(3)低氧血症,ALI时动脉血氧分压(PaO_2)/吸氧浓度(FiO_2)≤40.0 kPa(300 mmHg);ARDS时PaO_2/FiO_2≤26.7 kPa(200 mmHg)。

(4)胸部X线检查两肺浸润阴影。

(5)肺毛细血管楔压(PCWP)≤2.4 kPa(18 mmHg)或临床上能除外心源性肺水肿。

凡符合以上5项可以诊断为ALI或ARDS。

四、治疗的基本原则

ARDS治疗的关键在于控制原发病及其病因,如处理各种创伤,尽早找到感染灶,针对病原菌应用敏感的抗生素,制止严重反应进一步对肺的损伤;更紧迫的是要及时改善患者的严重缺氧,避免发生或加重多脏器功能损害。

五、治疗策略

(一)原发病治疗

全身性感染、创伤、休克、烧伤、急性重症胰腺炎等是导致 ALI/ARDS 的常见病因。严重感染患者有 25%～50% 发生 ALI/ARDS,而且在感染、创伤等导致的多器官功能障碍综合征(MODS)中,肺往往也是最早发生衰竭的器官。目前认为,感染、创伤后的全身炎症反应是导致 ARDS 的根本原因。控制原发病,遏制其诱导的全身失控性炎症反应,是预防和治疗 ALI/ARDS 的必要措施。

推荐意见 1:积极控制原发病是遏制 ALI/ARDS 发展的必要措施(推荐级别:E 级)。

(二)呼吸支持治疗

1.氧疗

ALI/ARDS 患者吸氧治疗的目的是改善低氧血症,使动脉血氧分压(PaO_2)达到 8.0～10.7 kPa(60～80 mmHg)。可根据低氧血症改善的程度和治疗反应调整氧疗方式,首先使用鼻导管,当需要较高的吸氧浓度时,可采用可调节吸氧浓度的文丘里面罩或带贮氧袋的非重吸式氧气面罩。ARDS 患者往往低氧血症严重,大多数患者一旦诊断明确,常规的氧疗常常难以奏效,机械通气仍然是最主要的呼吸支持手段。

推荐意见 2:氧疗是纠正 ALI/ARDS 患者低氧血症的基本手段(推荐级别:E 级)。

2.无创机械通气

无创机械通气(NIV)可以避免气管插管和气管切开引起的并发症,近年来得到了广泛的推广应用。尽管随机对照试验(RCT)证实 NIV 治疗 COPD 和心源性肺水肿导致的急性呼吸衰竭的疗效肯定,但是 NIV 在急性低氧性呼吸衰竭中的应用却存在很多争议。迄今为止,尚无足够的资料显示 NIV 可以作为 ALI/ARDS 导致的急性低氧性呼吸衰竭的常规治疗方法。

不同研究中 NIV 对急性低氧性呼吸衰竭的治疗效果差异较大,可能与导致低氧性呼吸衰竭的病因不同有关。2004 年一项荟萃分析显示,在不包括 COPD 和心源性肺水肿的急性低氧性呼吸衰竭患者中,与标准氧疗相比,NIV 可明显降低气管插管率,并有降低 ICU 住院时间及住院病死率的趋势。但分层分析显示

NIV 对 ALI/ARDS 的疗效并不明确。最近 NIV 治疗 54 例 ALI/ARDS 患者的临床研究显示,70%的患者应用 NIV 治疗无效。逐步回归分析显示,休克、严重低氧血症和代谢性酸中毒是 ARDS 患者 NIV 治疗失败的预测指标。一项 RCT 研究显示,与标准氧疗比较,NIV 虽然在应用第 1 小时明显改善 ALI/ARDS 患者的氧合,但不能降低气管插管率,也不改善患者预后。可见,ALI/ARDS 患者应慎用 NIV。

推荐意见 3:预计病情能够短期缓解的早期 ALI/ARDS 患者可考虑应用无创机械通气(推荐级别:C 级)。

推荐意见 4:合并免疫功能低下的 ALI/ARDS 患者早期可首先试用无创机械通气(推荐级别:C 级)。

推荐意见 5:应用无创机械通气治疗 ALI/ARDS 应严密监测患者的生命体征及治疗反应。神志不清、休克、气道自洁能力障碍的 ALI/ARDS 患者不宜应用无创机械通气(推荐级别:C 级)。

3.有创机械通气

(1)机械通气的时机选择:ARDS 患者经高浓度吸氧仍不能改善低氧血症时,应气管插管进行有创机械通气。ARDS 患者呼吸功明显增加,表现为严重的呼吸困难,早期气管插管机械通气可降低呼吸功,改善呼吸困难。虽然目前缺乏 RCT 研究评估早期气管插管对 ARDS 的治疗意义,但一般认为,气管插管和有创机械通气能更有效地改善低氧血症,降低呼吸功,缓解呼吸窘迫,并能够更有效地改善全身缺氧,防止肺外器官功能损害。

推荐意见 6:ARDS 患者应积极进行机械通气治疗(推荐级别:E 级)。

(2)肺保护性通气:由于 ARDS 患者大量肺泡塌陷,肺容积明显减少,常规或大潮气量通气易导致肺泡过度膨胀和气道平台压过高,加重肺及肺外器官的损伤。

推荐意见 7:对 ARDS 患者实施机械通气时应采用肺保护性通气策略,气道平台压不应超过30~35 cmH_2O(推荐级别:B 级)。

(3)肺复张:充分复张 ARDS 塌陷肺泡是纠正低氧血症和保证 PEEP 效应的重要手段。为限制气道平台压而被迫采取的小潮气量通气往往不利于 ARDS 塌陷肺泡的膨胀,而 PEEP 维持肺复张的效应依赖于吸气期肺泡的膨胀程度。目前临床常用的肺复张手法包括控制性肺膨胀、PEEP 递增法及压力控制法(PCV 法)。其中实施控制性肺膨胀采用恒压通气方式,推荐吸气压为 30~45 cmH_2O,持续时间为 30~40 秒。

推荐意见8：可采用肺复张手法促进ARDS患者的塌陷肺泡复张，改善氧合（推荐级别：E级）。

（4）PEEP的选择：ARDS广泛肺泡塌陷不但可导致顽固的低氧血症，而且部分可复张的肺泡周期性塌陷开放而产生剪切力，会导致或加重呼吸机相关性肺损伤。充分复张塌陷肺泡后应用适当水平的PEEP防止呼气末肺泡塌陷，改善低氧血症，并避免剪切力，防治呼吸机相关性肺损伤。因此，ARDS应采用能防止肺泡塌陷的最低PEEP。

推荐意见9：应使用能防止肺泡塌陷的最低PEEP，有条件的情况下，应根据静态P-V曲线低位转折点压力＋2 cmH$_2$O来确定PEEP（推荐级别：C级）。

（5）自主呼吸：自主呼吸过程中膈肌主动收缩可增加ARDS患者肺重力依赖区的通气，改善通气血流比例失调，改善氧合。一项前瞻对照研究显示，与控制通气相比，保留自主呼吸的患者镇静剂使用量、机械通气时间和ICU住院时间均明显减少。因此，在循环功能稳定、人机协调性较好的情况下，ARDS患者机械通气时有必要保留自主呼吸。

推荐意见10：ARDS患者机械通气时应尽量保留自主呼吸（推荐级别：C级）。

（6）半卧位：ARDS患者合并VAP往往使肺损伤进一步恶化，预防VAP具有重要的临床意义。机械通气患者平卧位易发生VAP。研究表明，由于气管插管或气管切开导致声门的关闭功能丧失，机械通气患者胃肠内容物易反流误吸进入下呼吸道，导致VAP。＜30°角的平卧位是院内获得性肺炎的独立危险因素。

推荐意见11：若无禁忌证，机械通气的ARDS患者应采用30°～45°半卧位（推荐级别：B级）。

（7）俯卧位通气：俯卧位通气通过降低胸腔内压力梯度、促进分泌物引流和促进肺内液体移动，明显改善氧合。

推荐意见12：常规机械通气治疗无效的重度ARDS患者，若无禁忌证，可考虑采用俯卧位通气（推荐级别：D级）。

（8）镇静镇痛与肌松：机械通气患者应考虑使用镇静镇痛剂，以缓解焦虑、躁动、疼痛，减少过度的氧耗。合适的镇静状态、适当的镇痛是保证患者安全和舒适的基本环节。

推荐意见13：对机械通气的ARDS患者，应制订镇静方案（镇静目标和评估）（推荐级别：B级）。

推荐意见14：对机械通气的ARDS患者，不推荐常规使用肌松剂（推荐级别:E级)。

4.液体通气

部分液体通气是在常规机械通气的基础上经气管插管向肺内注入相当于功能残气量的全氟碳化合物,以降低肺泡表面张力,促进肺重力依赖区塌陷肺泡复张。

5.体外膜氧合技术(ECMO)

建立体外循环后可减轻肺负担,有利于肺功能恢复。

(三)ALI/ARDS 药物治疗

1.液体管理

高通透性肺水肿是 ALI/ARDS 的病理生理特征,肺水肿的程度与ALI/ARDS的预后呈正相关。因此,通过积极的液体管理,改善 ALI/ARDS 患者的肺水肿具有重要的临床意义。

研究显示,液体负平衡与感染性休克患者病死率的降低显著相关,且对于创伤导致的ALI/ARDS患者,液体正平衡使患者的病死率明显增加。应用利尿药减轻肺水肿可能改善肺部病理情况,缩短机械通气时间,进而减少呼吸机相关性肺炎等并发症的发生。但是利尿减轻肺水肿的过程可能会导致心排血量下降,器官灌注不足。因此,ALI/ARDS 患者的液体管理必须考虑两者的平衡,必须在保证脏器灌注的前提下进行。

推荐意见15:在保证组织器官灌注的前提下,应实施限制性的液体管理,有助于改善ALI/ARDS患者的氧合和肺损伤(推荐级别:B级)。

推荐意见16:存在低蛋白血症的 ARDS 患者,可通过补充清蛋白等胶体溶液和应用利尿药,有助于实现液体负平衡,并改善氧合(推荐级别:C级)。

2.糖皮质激素

全身和局部的炎症反应是 ALI/ARDS 发生和发展的重要机制,研究显示血浆和肺泡灌洗液中的炎症因子浓度升高与 ARDS 的病死率呈正相关。长期以来,大量的研究试图应用糖皮质激素控制炎症反应,预防和治疗 ARDS。早期的三项多中心 RCT 研究观察了大剂量糖皮质激素对 ARDS 的预防和早期治疗作用,结果糖皮质激素既不能预防 ARDS 的发生,对早期 ARDS 也没有治疗作用。但对于变应原因导致的 ARDS 患者,早期应用糖皮质激素经验性治疗可能有效。此外感染性休克并发 ARDS 的患者,如合并有肾上腺皮质功能不全,可考虑应用替代剂量的糖皮质激素。

推荐意见17:不推荐常规应用糖皮质激素预防和治疗 ARDS(推荐级别:B级)。

3.一氧化氮(NO)吸入

NO 吸入可选择性地扩张肺血管,而且 NO 分布于肺内通气良好的区域,可扩张该区域的肺血管,显著降低肺动脉压,减少肺内分流,改善通气血流比例失调,并且可减少肺水肿形成。临床研究显示,NO 吸入可使约 60% 的 ARDS 患者氧合改善,同时肺动脉压、肺内分流明显下降,但对平均动脉压和心排血量无明显影响。但是氧合改善效果也仅限于开始 NO 吸入治疗的 24～48 小时内。两个 RCT 研究证实 NO 吸入并不能改善 ARDS 的病死率。因此,吸入 NO 不宜作为 ARDS 的常规治疗手段,仅在一般治疗无效的严重低氧血症时可考虑应用。

推荐意见 18:不推荐吸入 NO 作为 ARDS 的常规治疗(推荐级别:A 级)。

4.肺泡表面活性物质

ARDS 患者存在肺泡表面活性物质减少或功能丧失,易引起肺泡塌陷。肺泡表面活性物质能降低肺泡表面张力,减轻肺炎症反应,阻止氧自由基对细胞膜的氧化损伤。目前肺泡表面活性物质的应用仍存在许多尚未解决的问题,如最佳用药剂量、具体给药时间、给药间隔和药物来源等。因此,尽管早期补充肺表面活性物质有助于改善氧合,还不能将其作为 ARDS 的常规治疗手段。有必要进一步研究,明确其对 ARDS 预后的影响。

5.前列腺素 E_1

前列腺素 E_1(PGE$_1$)不仅是血管活性药物,还具有免疫调节作用,可抑制巨噬细胞和中性粒细胞的活性,发挥抗炎作用。但是 PGE$_1$ 没有组织特异性,静脉注射 PGE$_1$ 会引起全身血管舒张,导致低血压。静脉注射 PGE$_1$ 用于治疗 ALI/ARDS 目前已经完成了多个 RCT 研究,但无论是持续静脉注射 PGE$_1$,还是间断静脉注射脂质体 PGE$_1$,与安慰剂组相比,PGE$_1$ 组在 28 天的病死率、机械通气时间和氧合等方面并无益处。有研究报道吸入型 PGE$_1$ 可以改善氧合,但这需要进一步的 RCT 来研究证实。因此,只有在 ALI/ARDS 患者低氧血症难以纠正时,可以考虑吸入 PGE$_1$ 治疗。

6.N-乙酰半胱氨酸和丙半胱氨酸

抗氧化剂 N-乙酰半胱氨酸(NAC)和丙半胱氨酸通过提供合成谷胱甘肽(GSH)的前体物质半胱氨酸,提高细胞内 GSH 水平,依靠 GSH 氧化还原反应来清除体内氧自由基,从而减轻肺损伤。静脉注射 NAC 对 ALI 患者可以显著改善全身氧合和缩短机械通气时间。而近期在 ARDS 患者中进行的 II 临床试验证实,NAC 有缩短肺损伤病程和阻止肺外器官衰竭的趋势,不能减少机械通气时间和降低病死率。丙半胱氨酸的 II、III 期临床试验也证实不能改善 ARDS 患者预后。因此,尚无足够证据支持 NAC 等抗氧化剂用于治疗 ARDS。

7.环氧化酶抑制剂

布洛芬等环氧化酶抑制剂可抑制 ALI/ARDS 患者血栓素 A2 的合成,对炎症反应有强烈的抑制作用。小规模临床研究发现布洛芬可改善全身性感染患者的氧合与呼吸力学。对严重感染的临床研究也发现布洛芬可以降低体温、减慢心率和减轻酸中毒,但是亚组分析(ARDS 患者 130 例)显示,布洛芬既不能降低危重 ARDS 患者的患病率,也不能改善 ARDS 患者的 30 天生存率。因此,布洛芬等环氧化酶抑制剂尚不能用于 ALI/ARDS 的常规治疗。

8.细胞因子单克隆抗体或拮抗药

炎症性细胞因子在 ALI/ARDS 发病中扮演着核心角色。动物实验应用单克隆抗体或拮抗药中和肿瘤坏死因子(TNF)、白介素(IL)-1 和 IL-8 等细胞因子可明显减轻肺损伤,但多数临床试验获得阴性结果。细胞因子单克隆抗体或拮抗药是否能够用于 ALI/ARDS 的治疗,目前尚缺乏临床研究证据。因此,不推荐抗细胞因子单克隆抗体或拮抗药用于 ARDS 治疗。

9.己酮可可碱及其衍化物利索茶碱

己酮可可碱及其衍化物利索茶碱均可抑制中性粒细胞的趋化和激活,减少促炎因子 TNFA、IL-1 和 IL-6 等释放,利索茶碱还可抑制氧自由基释放。但目前尚无 RCT 试验证实己酮可可碱对 ALI/ARDS 的疗效。因此,己酮可可碱或利索茶碱不推荐用于 ARDS 的治疗。

10.重组人活化蛋白 C

重组人活化蛋白 C(rhAPC)具有抗血栓、抗炎和纤溶特性,已被试用于治疗严重感染。Ⅲ期临床试验证实,持续静脉注射 rhAPC 24 μg/(kg·h)×96 小时可以显著改善重度严重感染患者(APACHE Ⅱ＞25)的预后。基于 ARDS 的本质是全身性炎症反应,且凝血功能障碍在 ARDS 发生中具有重要地位,rhAPC 有可能成为 ARDS 的治疗手段。但目前尚无证据表明 rhAPC 可用于 ARDS 治疗,当然在严重感染导致的重度 ARDS 患者,如果没有禁忌证,可考虑应用 rhAPC。rhAPC 高昂的治疗费用也限制了它的临床应用。

11.酮康唑

酮康唑是一种抗真菌药,但可抑制白三烯和血栓素 A2 合成,同时还可抑制肺泡巨噬细胞释放促炎因子,有可能用于 ARDS 的治疗。但是目前没有证据支持酮康唑可用于 ARDS 的常规治疗,同时为避免耐药,对于酮康唑的预防性应用也应慎重。

12.鱼油

鱼油富含 ω-3 脂肪酸,如二十二碳六烯酸(DHA)、二十碳五烯酸(EPA)等,也具有免疫调节作用,可抑制二十烷花生酸样促炎因子释放,并促进 PGE_1 生成。研究显示,通过肠道为 ARDS 患者补充 EPA、γ-亚油酸和抗氧化剂,可使患者肺泡灌洗液内中性粒细胞减少,IL-8 释放受到抑制,病死率降低。对机械通气的 ALI 患者的研究也显示,肠内补充 EPA 和 γ-亚油酸可以显著改善氧合和肺顺应性,明显缩短机械通气时间,但对生存率没有影响。

推荐意见 19:补充 EPA 和 γ-亚油酸有助于改善 ALI/ARDS 患者氧合,缩短机械通气时间(推荐级别:C 级)。

第二节　急性呼吸衰竭

一、病因和发病机制

急性呼吸衰竭(acute respiratory failure,ARF)是指患者既往无呼吸系统疾病,由于突发因素,在数秒或数小时内迅速发生呼吸抑制或呼吸功能突然衰竭,在海平面大气压、静息状态下呼吸空气时,由于通气和/或换气功能障碍,导致缺氧伴或不伴二氧化碳潴留,产生一系列病理生理改变的紧急综合征。

病情危重时,因机体难以得到代偿,如不及时诊断,尽早抢救,会发生多器官功能损害,乃至危及生命。必须注意在实际临床工作中,经常会遇到在慢性呼吸衰竭的基础上,由于某些诱发因素而发生急性呼吸衰竭。

(一)急性呼吸衰竭分类

一般呼吸衰竭分为通气和换气功能衰竭两大类,亦有人分为 3 类,即再加上一个混合型呼吸衰竭。其标准如下。

换气功能衰竭(Ⅰ型呼吸衰竭)以低氧血症为主,$PaO_2 < 8.0$ kPa(60 mmHg),$PaCO_2 < 6.7$ kPa(50 mmHg),$P_{(A-a)}O_2 > 3.3$ kPa(25 mmHg),$PaO_2/PaO_2 < 0.6$。

通气功能衰竭(Ⅱ型呼吸衰竭)以高碳酸血症为主,$PaCO_2 > 6.7$ kPa(50 mmHg),PaO_2 正常,$P_{(A-a)}O_2 < 3.3$ kPa(25 mmHg),$PaO_2/PaO_2 > 0.6$。

混合性呼吸衰竭(Ⅲ型呼吸衰竭):$PaCO_2 < 8.0$ kPa(60 mmHg),$PaCO_2 > 6.7$ kPa(50 mmHg),$P_{(A-a)}O_2 > 3.3$ kPa(25 mmHg)。

急性肺损伤和急性呼吸窘迫综合征属于Ⅰ型呼吸衰竭。

(二)急性呼吸衰竭的病因

可以引起急性呼吸衰竭的疾病很多,多数是呼吸系统的疾病。

1.各种导致气道阻塞的疾病

急性病毒或细菌性感染,或烧伤等物理化学性因子所引起的黏膜充血、水肿,造成上气道(指隆突以上至鼻的呼吸道)急性梗阻。异物阻塞也可以引起急性呼吸衰竭。

2.引起肺实质病变的疾病

感染性因子引起的肺炎为此类常见疾病,误吸胃内容物,淹溺或化学毒性物质以及某些药物、高浓度长时间吸氧也可引起吸入性肺损伤而发生急性呼吸衰竭。

3.肺水肿

(1)各种严重心脏病、心力衰竭引起的心源性肺水肿。

(2)非心源性肺水肿,有人称之为通透性肺水肿,如急性高山病、复张性肺水肿。急性呼吸窘迫综合征(ARDS)为此种肺水肿的代表。此类疾病可造成严重低氧血症。

4.肺血管疾病

肺血栓栓塞是可引起急性呼吸衰竭的一种重要病因,还包括脂肪栓塞、气体栓塞等。

5.胸部疾病

如胸壁外伤、连枷胸、自发性气胸或创伤性气胸、大量胸腔积液等影响胸廓运动,从而导致通气减少或吸入气体分布不均,均有可能引起急性呼吸衰竭。

6.脑损伤

镇静药和对脑有毒性的药物、电解质平衡紊乱及酸、碱中毒、脑和脑膜感染、脑肿瘤、脑外伤等均可导致急性呼吸衰竭。

7.神经肌肉系统疾病

即便是气体交换的肺本身并无病变,因神经或肌肉系统疾病造成肺泡通气不足也可发生呼吸衰竭。如安眠药物或一氧化碳、有机磷等中毒,颈椎骨折损伤脊髓等直接或间接抑制呼吸中枢。也可因多发性神经炎、脊髓灰质炎等周围神经性病变,多发性肌炎、重症肌无力等肌肉系统疾病,造成肺泡通气不足而呼吸衰竭。

8.睡眠呼吸障碍

睡眠呼吸障碍表现为睡眠中呼吸暂停,频繁发生并且暂停时间显著延长,可引起肺泡通气量降低,导致缺氧和二氧化碳潴留。

二、病理生理

(一)肺泡通气不足

正常成人在静息时有效通气量约为 4 L/min,若单位时间内到达肺泡的新鲜空气量减少到正常值以下,则为肺泡通气不足。

由于每分钟肺泡通气量(V_A)的下降,会引起缺氧和二氧化碳潴留,PaO_2 下降,$PaCO_2$ 升高。同时,根据肺泡气公式:$PaO_2 = (PB - PH_2O) \cdot FiO_2 - PaCO_2/R$($PaO_2$,PB 和 PH_2O 分别表示肺泡气氧分压、大气压和水蒸气压力,FiO_2 代表吸入气氧浓度,R 代表呼吸商),由已测得的 $PaCO_2$ 值,就可推算出理论的肺泡气氧分压理论值。如 $PaCO_2$ 为 9.3 kPa(70 mmHg),PB 为 101.1 kPa(760 mmHg),37 ℃时 PH_2O 为6.3 kPa(47 mmHg),R 一般为 0.8,则 PaO_2 理论值为 7.2 kPa(54 mmHg)。假若 $PaCO_2$ 的升高单纯因 V_A 下降引起,不存在影响气体交换肺实质病变的因素,则说明肺泡气与动脉血的氧分压差$[P_{(A-a)}O_2]$ 应该在正常范围,一般为 0.4~0.7 kPa(3~5 mmHg),均在 1.3 kPa(10 mmHg)以内。所以,当 $PaCO_2$ 为9.3 kPa(70 mmHg)时,PaO_2 为 7.2 kPa(54 mmHg),动脉血氧分压应当在 6.7 kPa(50 mmHg)左右,则为高碳酸血症型的呼吸衰竭。

通气功能障碍分为阻塞性和限制性功能障碍。阻塞性通气功能障碍多由气道炎症、黏膜充血水肿等因素引起的气道狭窄导致。由于气道阻力与管径大小呈负相关,故管径越小,阻力越大,肺泡通气量越小,此为阻塞性通气功能障碍缺氧和二氧化碳潴留的主要机制。而限制性通气功能障碍主要机制则是胸廓或肺的顺应性降低导致的肺泡通气量不足,进而导致缺氧或合并二氧化碳潴留。

(二)通气/血流灌流(V/Q)失调

肺泡的通气与其灌注周围的毛细血管血流的比例必须协调,才能保证有效的气体交换。正常肺泡每分通气量为 4 L,肺毛细血管血流量是 5 L,两者之比是 0.8。如肺泡通气量与血流量的比率>0.8,示肺泡灌注不足,形成无效腔,此种无效腔效应多见于肺泡通气功能正常或增加,而肺血流减少的疾病(如换气功能障碍或肺血管疾病等),临床以缺氧为主。肺泡通气量与血流量的比率<0.8,使肺动脉的混合静脉血未经充分氧合进入肺静脉,则形成肺内静脉样分流,多见于通气功能障碍,肺泡通气不足,临床以缺氧或伴二氧化碳潴留为主。通气/血

流比例失调,是引起低氧血症最常见的病理生理学改变。

(三)肺内分流量增加(右到左的肺内分流)

在肺部疾病如肺水肿、急性呼吸窘迫综合征(ARDS)中,肺泡无气所致肺毛细血管混合静脉血未经气体交换,流入肺静脉引起右至左的分流增加。动-静脉分流使静脉血失去在肺泡内进行气体交换的机会,故 PaO_2 可明显降低,但不伴有 $PaCO_2$ 的升高,甚至因过度通气反而降低,至病程晚期才出现二氧化碳蓄积。另外用提高吸入氧气浓度的办法(氧疗)不能有效地纠正此种低氧血症。

(四)弥散功能障碍

肺在肺泡-毛细血管膜完成气体交换。它由六层组织构成,由内向外依次为肺泡表面活性物质、肺泡上皮细胞、肺泡上皮细胞基膜、肺间质、毛细血管内皮细胞基膜和毛细血管内皮细胞。弥散面积减少(肺气肿、肺实变、肺不张)和弥散膜增厚(肺间质纤维化、肺水肿)是引起弥散量降低的最常见原因。因 O_2 的弥散能力仅为 CO_2 的 $1/20$,故弥散功能障碍只产生单纯缺氧。由于正常人肺泡毛细血管膜的面积大约为 $70\ m^2$,相当于人体表面积的 40 倍,故人体弥散功能的储备巨大,虽是发生呼吸衰竭病理生理改变的原因之一,但常需与其他 3 种主要的病理生理学变化同时发生、参与作用使低氧血症出现。吸氧可使 PaO_2 升高,提高肺泡膜两侧的氧分压时,弥散量随之增加,可以改善低氧血症。

(五)氧耗量增加

氧耗量增加是加重缺氧的原因之一,发热、寒战、呼吸困难和抽搐均将增加氧耗量。寒战耗氧量可达 $500\ mL$,健康者耗氧量为 $250\ mL/min$。氧耗量增加,肺泡氧分压下降,健康者借助增加肺泡通气量代偿缺氧。氧耗量增加的通气功能障碍患者,肺泡氧分压得不到提高,故缺氧也难以缓解。

总之,不同的疾病发生呼吸衰竭的途径不全相同,经常是一种以上的病理生理学改变的综合作用。

(六)缺氧、二氧化碳潴留对机体的影响

1.对中枢神经的影响

脑组织耗氧量占全身耗量的 $1/5\sim1/4$。中枢皮质神经元细胞对缺氧最为敏感,缺 O_2 程度和发生的急缓对中枢神经的影响也不同。如突然中断供氧,改吸纯氮 20 秒可出现深昏迷和全身抽搐。逐渐降低吸氧的浓度,症状出现缓慢,轻度缺氧可引起注意力不集中、智力减退、定向障碍;随缺氧加重,PaO_2 低于 $6.7\ kPa(50\ mmHg)$ 可致烦躁不安、意识恍惚、谵妄;低于 $4.0\ kPa(30\ mmHg)$ 时,

会使意识消失、昏迷;低于 2.7 kPa(20 mmHg)则会发生不可逆转的脑细胞损伤。

二氧化碳潴留使脑脊液氢离子浓度增加,影响脑细胞代谢,降低脑细胞兴奋性,抑制皮质活动;随着二氧化碳的增加,对皮质下层刺激加强,引起皮质兴奋;若二氧化碳继续升高,皮质下层受抑制,使中枢神经处于麻醉状态。在出现麻醉前的患者,往往有失眠、精神兴奋、烦躁不安的先兆兴奋症状。

缺氧和二氧化碳潴留均会使脑血管扩张,血流阻力减小,血流量增加以代偿之。严重缺氧会发生脑细胞内水肿,血管通透性增加,引起脑间质水肿,导致颅内压增高,挤压脑组织,压迫血管,进而加重脑组织缺氧,形成恶性循环。

2.对心脏、循环的影响

缺氧可刺激心脏,使心率加快和心搏量增加,血压上升。冠状动脉血流量在缺氧时明显增加,心脏的血流量远超过脑和其他脏器。心肌对缺氧非常敏感,早期轻度缺氧即在心电图上有变化,急性严重缺氧可导致心室颤动或心脏骤停。缺氧和二氧化碳潴留均能引起肺动脉小血管收缩而增加肺循环阻力,导致肺动脉高压和增加右心负荷。

吸入气中二氧化碳浓度增加,可使心率加快,心搏量增加,使脑、冠状血管舒张,皮下浅表毛细血管和静脉扩张,而使脾和肌肉的血管收缩,再加心搏量增加,故血压仍升高。

3.对呼吸影响

缺氧对呼吸的影响远较二氧化碳潴留的影响为小。缺氧主要通过颈动脉窦和主动脉体化学感受器的反射作用刺激通气,如缺氧程度逐渐加重,这种反射迟钝。

二氧化碳是强有力的呼吸中枢兴奋剂,吸入二氧化碳浓度增加,通气量成倍增加,急性二氧化碳潴留出现深大快速的呼吸;但当吸入二氧化碳浓度超过12%时,通气量不再增加,呼吸中枢处于被抑制状态。而慢性高碳酸血症,并无通气量相应增加,反而有所下降,这与呼吸中枢反应性迟钝;通过肾脏对碳酸氢盐再吸收和 H^+ 排出,使血 pH 无明显下降;还与患者气道阻力增加、肺组织损害严重、胸廓运动的通气功能减退有关。

4.对肝、肾和造血系统的影响

缺氧可直接或间接损害肝功能使谷丙转氨酶上升,但随着缺氧的纠正,肝功能逐渐恢复正常。动脉血氧降低时,肾血流量、肾小球滤过量、尿排出量和钠的排出量均有增加;但当 PaO_2 <5.3 kPa(40 mmHg)时,肾血流量减少,肾功能受到抑制。

当组织处于低氧分压状态时可增加红细胞生成素促使红细胞增生。肾脏和肝脏产生一种酶,将血液中非活性红细胞生成素的前身物质激活成生成素,刺激骨髓引起继发性红细胞增多。有利于增加血液携氧量,但亦增加血液黏稠度,加重肺循环和右心负担。

轻度二氧化碳潴留会扩张肾血管,增加肾血流量,尿量增加;当 $PaCO_2$ 超过 $8.7\ kPa(65\ mmHg)$,血 pH 明显下降,则肾血管痉挛,血流减少,HCO_3^- 和 Na^+ 再吸收增加,尿量减少。

5.对酸碱平衡和电解质的影响

严重缺氧可抑制细胞能量代谢的中间过程,如三羧酸循环、氧化磷酸化作用和有关酶的活动。这不但降低产生能量效率,还因产生乳酸和无机磷引起代谢性酸中毒。由于能量不足,体内离子转运的钠泵遭损害,使细胞内钾离子转移至血液,而 Na^+ 和 H^+ 进入细胞内,造成细胞内酸中毒和高钾血症。代谢性酸中毒产生的固定酸与缓冲系统中碳酸氢盐起作用,产生碳酸,使组织二氧化碳分压增高。

pH 取决于碳酸氢盐与碳酸的比值,前者靠肾脏调节(1～3 天),而碳酸调节靠肺(数小时)。健康人每天由肺排出碳酸达 15 000 mmol 之多,故急性呼吸衰竭二氧化碳潴留对 pH 影响十分迅速,往往与代谢性酸中毒同时存在时,因严重酸中毒引起血压下降,心律失常,乃至心脏停搏。而慢性呼吸衰竭因二氧化碳潴留发展缓慢,肾碳酸氢根排出减少,不致使 pH 明显降低。因血中主要阴离子 HCO_3^- 和 Cl^- 之和为一常数,当 HCO_3^- 增加,则 Cl^- 相应降低,产生低氯血症。

三、临床表现

因低氧血症和高碳酸血症所引起的症状和体征是急性呼吸衰竭时最主要的临床表现。由于造成呼吸衰竭的基础病因不同,各种基础疾病的临床表现自然十分重要,需要注意。

(一)呼吸困难

呼吸困难是呼吸衰竭最早出现的症状。可表现为频率、节律和幅度的改变。早期表现为呼吸困难,呼吸频率可增加,深大呼吸、鼻翼翕动,进而辅助呼吸肌肉运动增强,呼吸节律紊乱,失去正常规则的节律。呼吸频率增加(30～40 次/分)。中枢性呼吸衰竭,可使呼吸频率改变,如陈-施呼吸、比奥呼吸等。

(二)低氧血症

当动脉血氧饱和度低于 90%,PaO_2 低于 $6.7\ kPa(50\ mmHg)$ 时,可在口唇

或指甲出现发绀,这是缺氧的典型表现。但患者的发绀程度与体内血红蛋白含量、皮肤色素和心脏功能相关,所以发绀是一项可靠但不特异的诊断体征。因神经与心肌组织对缺氧均十分敏感,在机体出现低氧血症时常出现中枢神经系统和心血管系统功能异常的临床征象。如判断力障碍、运动功能失常、烦躁不安等中枢神经系统症状。缺氧严重时,可表现为谵妄、癫痫样抽搐、意志丧失以致昏迷、死亡。肺泡缺氧时,肺血管收缩,肺动脉压升高,使肺循环阻力增加,右心负荷增加,乃是低氧血症时血流动力学的一项重要变化。在心、血管方面常表现为心率增快、血压升高。缺氧严重时则可出现各种类型的心律失常,进而心率减慢,周围循环衰竭,甚至心搏停止。

(三)高碳酸血症

由于急性呼吸衰竭时,二氧化碳蓄积进展很快,因此产生严重的中枢神经系统和心血管功能障碍。高碳酸血症出现中枢抑制之前的兴奋状态,如失眠,躁动,但禁忌给予镇静或安眠药。严重者可出现肺性脑病("CO_2 麻醉"),临床表现为头痛、反应迟钝、嗜睡,以至神志不清、昏迷。急性高碳酸血症主要通过降低脑脊液 pH 而抑制中枢神经系统的活动。扑翼样震颤也是二氧化碳蓄积的一项体征。二氧化碳蓄积引起的心血管系统的临床表现因血管扩张或收缩程度而异。如多汗、球结膜充血水肿、颈静脉充盈、周围血压下降等。

(四)其他重要脏器的功能障碍

严重的缺氧和二氧化碳蓄积损伤肝、肾功能,出现血清转氨酶增高,碳酸酐酶活性增加,胃壁细胞分泌增多,出现消化道溃疡、出血。当 $PaO_2 < 5.3$ kPa(40 mmHg)时,肾血流减少,肾功能抑制,尿中可出现蛋白、血细胞或管型,血液中尿素氮、肌酐含量增高。

(五)水、电解质和酸碱平衡的失调

严重低氧血症和高碳酸血症常有酸碱平衡的失调,如缺氧而通气过度可发生急性呼吸性碱中毒;急性二氧化碳潴留可表现为呼吸性酸中毒。严重缺氧时无氧代谢引起乳酸堆积,肾脏功能障碍使酸性物质不能排出体外,二者均可导致代谢性酸中毒。代谢性和呼吸性酸碱失衡又可同时存在,表现为混合性酸碱失衡。

酸碱平衡失调的同时,将会发生体液和电解质的代谢障碍。酸中毒时钾从细胞内逸出,导致高血钾,pH 每降低 0.1 血清钾大约升高 0.7 mmol/L。酸中毒时发生高血钾,如同时伴有肾衰(代谢性酸中毒),易发生致命性高血钾症。在诊

断和处理急性呼吸衰竭时均应予以足够的重视。

又如当测得的 PaO_2 的下降明显超过理论上因肺泡通气不足所引起的结果时,则应考虑存着除肺泡通气不足以外的其他病理生理学变化,因在实际临床工作中,单纯因肺泡通气不足引起呼吸衰竭并不多见。

四、诊断

一般说来,根据急慢性呼吸衰竭基础病史,如胸部外伤或手术后、严重肺部感染或重症革兰阴性杆菌败血症等,结合其呼吸、循环和中枢神经系统的有关体征,及时做出呼吸衰竭的诊断是可能的。但对某些急性呼吸衰竭早期的患者或缺氧、二氧化碳蓄积程度不十分严重时,单依据上述临床表现做出诊断有一定困难。动脉血气分析的结果直接提供动脉血氧和二氧化碳分压水平,可作为诊断呼吸衰竭的直接依据。而且,它还有助于我们了解呼吸衰竭的性质和程度,指导氧疗,呼吸兴奋剂和机械通气的参数调节,以及纠正电解质、酸碱平衡失调有重要价值故血气分析在呼吸衰竭诊断和治疗上具有重要地位。

急性呼吸衰竭患者,只要动脉血气证实 $PaO_2 < 8.0$ kPa(60 mmHg),常伴 $PaCO_2$ 正常或 < 4.7 kPa(35 mmHg),则诊断为I型呼吸衰竭,若伴 $PaCO_2 > 6.7$ kPa (50 mmHg),即可诊断为II型呼吸衰竭。若缺氧程度超过肺泡通气不足所致的高碳酸血症,则诊断为混合型或III型呼吸衰竭。

应当强调的是不但要诊断呼吸衰竭的存在与否,尚需要判断呼吸衰竭的性质,是急性呼吸衰竭还是慢性呼吸衰竭基础上的急性加重,更应当判别产生呼吸衰竭的病理生理学过程,明确为I型或II型呼吸衰竭,以利采取恰当的抢救措施。

此外还应注意在诊治过程中,应当尽快去除产生呼吸衰竭的基础病因,否则患者经氧疗或机械通气后因得到足够的通气量维持氧和二氧化碳分压在相对正常的水平后可再次发生呼吸衰竭。

五、治疗

急性呼吸衰竭是需要抢救的急症。对它的处理要求迅速、果断。数小时或更短时间的犹豫、观望或拖延,可以造成脑、肾、心、肝等重要脏器因严重缺氧发生不可逆性的损害。同时及时、合宜的抢救和处置才有可能为去除或治疗诱发呼吸衰竭的基础病因争取到必要的时间。治疗措施集中于立即纠正低氧血症,急诊插管或辅助通气、足够的循环支持。

(一)氧疗

通过鼻导管或面罩吸氧,提高肺泡氧分压,增加肺泡膜两侧氧分压差,增加氧弥散能力,以提高动脉氧分压和血氧饱和度,是纠正低氧血症的一种有效措施。氧疗作为一种治疗手段使用时,要选择适宜的吸入氧流量,应以脉搏血氧饱和度>90%为标准,并了解机体对氧的摄取与代谢以及它在体内的分布,注意可能产生的氧毒性作用。

由于高浓度(FiO_2>21%)氧的吸入可以使肺泡气氧分压提高。若因 PaO_2 降低造成低氧血症或主因通气/血流失调引起的 PaO_2 下降,氧疗可以改善。氧疗可以治疗低氧血症,降低呼吸功和减少心血管系统低氧血症。

根据肺泡通气和 PaO_2 的关系曲线,在低肺泡通气量时,吸入低浓度的氧气,即可显著提高 PaO_2,纠正缺氧。所以通气与血流比例失调的患者吸低浓度氧气就能纠正缺氧。

弥散功能障碍患者,因二氧化碳的弥散能力为氧的弥散能力 20 倍,需要更大的肺泡膜分压差才足以增强氧的弥散能力,所以应吸入更高浓度的氧(>45%)才能改善缺氧。

由肺内静脉分流增加的疾病导致的缺氧,因肺泡内充满水肿液,肺萎陷,尤在肺炎症血流增多的患者,肺内分流更多,所以需要增加外源性呼气末正压(PEEP),才可使萎陷肺泡复张,增加功能残气量和气体交换面积,提高 PaO_2,SaO_2,改善低氧血症。

(二)保持呼吸道通畅

进行各种呼吸支持治疗的首要条件是通畅呼吸道。呼吸道黏膜水肿、充血,以及胃内容物误吸或异物吸入都可使呼吸道梗阻。保证呼吸道的畅通才能保证正常通气,所以是急性呼吸衰竭处理的第一步。

1.开放呼吸道

首先要注意清除口咽部分泌物或胃内反流物,预防呕吐物反流至气管,使呼吸衰竭加重。口咽部护理和鼓励患者咳痰很重要,可用多孔导管经鼻孔或经口腔负压吸引法,清除口咽部潴留物。吸引前短时间给患者吸高浓度氧,吸引后立即重新通气。无论是直接吸引或是经人工气道吸引均需注意操作技术,管径应适当选择,尽量避免损伤气管黏膜,在气道内做一次负压吸引时间不宜超过10~15 秒,以免引起低氧血症、心律失常或肺不张等因负压吸引造成的并发症。此法亦能刺激咳嗽,有利于气道内痰液的咳出。对于痰多、黏稠难咳出者,要经常鼓励患者咳痰。多翻身拍背,协助痰液排出;给予祛痰药使痰液稀释。对于有严重排痰障碍者可考虑用纤支镜吸痰。同时应重视无菌操作,使用一次性吸引管,或更换灭菌后的吸引管。吸痰时可同时做深部痰培养以分离病原菌。

2.建立人工气道

当以上措施仍不能使呼吸道通畅时,则需建立人工气道。所谓人工气道就是进行气管插管,于是吸入气体就可通过导管直接抵达下呼吸道,进入肺泡。其目的是为了解除上呼吸道梗阻,保护无正常咽喉反射患者不致误吸,和进行充分有效的气管内吸引,以及为了提供机械通气时必要的通道。临床上常用的人工气道为气管插管和气管造口术后置入气管导管两种。

气管插管有经口和经鼻插管两种。前者借喉镜直视下经声门插入气管,容易成功,较为安全。后者分盲插或借喉镜、纤维支气管镜等的帮助,经鼻沿后鼻道插入气管。与经口插管比较需要一定的技巧,但经鼻插管容易固定,负压吸引较为满意,与机械通气等装置衔接比较可靠,给患者带来的不适也较经口者轻,神志清醒患者常也能耐受。唯需注意勿压伤鼻翼组织或堵塞咽鼓管、鼻窦开口等,造成急性中耳炎或鼻窦炎等并发症。

近年来已有许多组织相容性较理想的高分子材料制成的导管与插管,为密封气道用的气囊也有低压、大容量的气囊问世,鼻插管可保留的时间也在延长。具体对人工气道方法的选择,各单位常有不同意见,应当根据病情的需要,手术医师和护理条件的可能,以及人工气道的材料性能来考虑。肯定在3天(72小时)以内可以拔管时,应选用鼻或口插管,需要超过3周时当行气管造口置入气管导管,3～21天的情况则当酌情灵活掌握。

使用人工气道后,气道的正常防御机制被破坏,细菌可直接进入下呼吸道;声门由于插管或因气流根本不通过声门而影响咳嗽动作的完成,不能正常排痰,必须依赖气管负压吸引来清除气道内的分泌物;由于不能发音,失去语言交流的功能,影响患者的心理精神状态;再加上人工气道本身存在着可能发生的并发症。因此人工气道的建立常是抢救急性呼吸衰竭所不可少的,但必须充分认识其弊端,慎重选择,尽力避免可能的并发症,及时撤管。

3.气道湿化

无论是经过患者自身气道或通过人工气道进行氧化治疗或机械通气,均必须充分注意到呼吸道黏膜的湿化。因为过分干燥的气体长期吸入将损伤呼吸道上皮细胞和支气管表面的黏液层,使黏膜纤毛清除能力下降,痰液不易咳出,肺不张,容易发生呼吸道或肺部感染。

保证患者足够液体摄入是保持呼吸道湿化最有效的措施。目前已有多种提供气道湿化用的温化器或雾化器装置,可以直接使用或与机械通气机连接应用。

湿化是否充分最好的标志,就是观察痰液是否容易咳出或吸出。应用湿化装置后应当记录每天通过湿化器消耗的液体量,以免湿化过量。

(三)改善二氧化碳的潴留

高碳酸血症主要是由于肺泡通气不足引起,只有增加通气量才能更好地排出二氧化碳,改善高碳酸血症。现多采用呼吸兴奋剂和机械通气支持,以改善通气功能。

1.呼吸兴奋剂的合理应用

呼吸兴奋剂能刺激呼吸中枢或周围化学感受器,增强呼吸驱动、呼吸频率,潮气量,改善通气,同时氧耗量和二氧化碳的产出也随之增加。故临床上应用呼吸兴奋剂时要严格掌握适应证。

常用的药物有尼可刹米和洛贝林,用量过大可引起不良反应,近年来在西方国家几乎被淘汰。取而代之的有多沙普仑,对末梢化学感受器和延脑呼吸中枢均有作用,增加呼吸驱动和通气,对原发性肺泡低通气、肥胖低通气综合征有良好疗效,可防止 COPD 呼吸衰竭氧疗不当所致的 CO_2 麻醉。其治疗量和中毒量有较大差距故安全性大,一般用 $0.5\sim2$ mg/kg 静脉滴注,开始滴速1.5 mg/min,以后酌情加快,其可致心律失常,长期用有肝毒性及并发消化性溃疡。都可喜通过刺激颈动脉体和主动脉体的化学感受器兴奋呼吸,无中枢兴奋作用,对肺泡通气不良部位的血流重新分配而改善 PaO_2,都可喜不用于哺乳、孕妇和严重肝病,也不主张长期应用以防止发生外周神经病变。

COPD 并意识障碍的呼吸衰竭患者 临床常见大多数 COPD 患者的呼吸衰竭与意识障碍程度呈正相关,患者意识障碍后自主翻身、咳痰动作、对呼吸兴奋剂的反应均迟钝,并易于吸入感染,对此种病情,可明显改善通气外,并有改善中枢神经兴奋和神志作用,因而患者的防御功能增强,呼吸衰竭的病情亦随之好转。

间质性肺疾病、肺水肿、ARDS 等疾病 无气道阻塞但有呼吸中枢驱动增强,这种患者 PaO_2、$PaCO_2$ 常均降低,由于患者呼吸功能已增强,故无应用呼吸兴奋剂的指征,且呼吸兴奋剂可加重呼吸性碱中毒的程度而影响组织获氧,故主要应给予氧疗。

COPD 并膈肌疲劳、无心功能不全、无心律失常,心率≤100 次/分的呼吸衰竭 可选用氨茶碱,其有舒张支气管、改善小气道通气、减少闭合气量,抑制炎性介质和增强膈肌、提高潮气量作用,已观察到血药浓度达 13 mg/L 时对膈神经刺激则膈肌力量明显增强,且可加速膈肌疲劳的恢复。以上的茶碱综合作用使呼吸功减少、呼吸困难程度减轻,同时由于呼吸肌能力的提高对咳嗽、排痰等气道清除功能加强,还有助于药物吸入治疗,以及对呼吸机撤离的辅助作用;剂量以 5 mg/kg 于 30 分钟静脉滴注使达有效血浓度,继以 $0.5\sim0.6$ mg/(kg·h)静脉滴注维持有效剂量,在应用中注意对心率、心律的影响,及时酌情减量和停用。

COPD、肺心病呼吸衰竭合并左心功能不全、肺水肿的患者,应先用强心利尿剂使肺水肿消退以改善肺顺应性,用抗生素控制感染以改善气道阻力,再使用呼吸兴奋剂才可取得改善呼吸功能的较好疗效。否则,呼吸兴奋剂虽可兴奋呼吸,但增加 PaO_2 有限,且呼吸功耗氧和生成 CO_2 量增多,反使呼吸衰竭加重。此种患者亦应不用增加心率和影响心律的茶碱类和较大剂量的都可喜,小剂量都可喜(<1.5 mg/kg)静脉滴注后即可达血药峰值,增强通气不好部位的缺氧性肺血管收缩,和增加通气好的部位肺血流,从而改善换气使 PaO_2 增高,且此种剂量很少发生不良反应,但剂量大于 1.5 mg/kg 可致全部肺血管收缩,且使肺动脉压增高、右心负荷增大。

不宜使用呼吸兴奋剂的情况。①使用肌肉松弛剂维持机械通气者:如破伤风肌强直时、有意识打掉自主呼吸者。②周围性呼吸肌麻痹者:多发性神经根神经炎、严重重症肌无力、高颈髓损伤所致呼吸肌无力、全脊髓麻痹等。③自主呼吸频率>20 次/分,而潮气量不足者:呼吸频率能够增快,说明呼吸中枢对缺 O_2 或二氧化碳潴留的反应性较强,若使用呼吸兴奋剂不但效果不佳,而且加速呼吸肌疲劳。④中枢性呼吸衰竭的早期:如安眠药中毒早期。⑤患者精神兴奋、癫痫频发者。⑥呼吸兴奋剂慎用于缺血性心脏病、哮喘状态、严重高血压及甲亢患者。

2.机械通气

符合下述条件应实施机械通气:①经积极治疗后病情仍继续恶化;②意识障碍;③呼吸形式严重异常,如呼吸频率>40 次/分或<6 次/分,或呼吸节律异常,或自主呼吸微弱或消失;④血气分析提示严重通气和/或氧合障碍:PaO_2<6.7 kPa(50 mmHg),尤其是充分氧疗后仍<6.7 kPa(50 mmHg);⑤$PaCO_2$ 进行性升高,pH 动态下降。

机械通气初始阶段,可给高 FiO_2(100%)以迅速纠正严重缺氧,然后依据目标 PaO_2、PEEP 水平、平均动脉压水平和血流动力学状态,酌情降低 FiO_2 至 50% 以下。设法维持 SaO_2>90%,若不能达到上述目标,即可加用 PEEP、增加平均气道压,应用镇静剂或肌松剂。若适当 PEEP 和平均动脉压可以使 $SaO_2 > 90\%$,应保持最低的 FiO_2。

正压通气相关的并发症包括呼吸机相关肺损伤、呼吸机相关肺炎、氧中毒和呼吸机相关的膈肌功能不全。

(四)抗感染治疗

呼吸道感染是呼吸衰竭最常见的诱因。建立人工气道机械通气和免疫功能低下的患者易反复发生感染。如呼吸道分泌物引流通畅,可根据痰细菌培养和药物敏感实验结果,选择有效的抗生素进行治疗。

(五)营养支持

呼吸衰竭患者因摄入能量不足、呼吸做功增加、发热等因素,机体处于负代谢,出现低蛋白血症,降低机体的免疫功能,使感染不宜控制,呼吸肌易疲劳不易恢复。可常规给予高蛋白、高脂肪和低碳水化合物,以及多种维生素和微量元素,必要时静脉内高营养治疗。

第三节 慢性呼吸衰竭

一、病因

慢性呼吸衰竭最常见的病因是支气管、肺疾病,如 COPD、重症肺结核、肺间质纤维化等。此外还有胸廓、神经肌肉病变及肺血管疾病,如胸廓、脊椎畸形,广泛胸膜肥厚粘连、肺血管炎等。

二、发病机制和病理生理

(一)缺氧和二氧化碳潴留的发生机制

1.肺通气不足

在 COPD 时,细支气管慢性炎症所致管腔狭窄的基础上,感染使气道炎性分泌物增多,阻塞呼吸道造成阻塞性通气不足,肺泡通气量减少,肺泡氧分压下降,二氧化碳排出障碍,最终导致 PaO_2 下降,$PaCO_2$ 升高。

2.通气/血流比例失调

正常情况下肺泡通气量为 4 L/min,肺血流量 5 L/min,通气/血流比值为

0.8。病理状态下,如慢性阻塞性肺气肿,由于肺内病变分布不均,有些区域有通气,但无血流或血流量不足,使通气/血流>0.8,吸入的气体不能与血液进行有效的交换,形成无效腔效应。在另一部分区域,虽有血流灌注,但因气道阻塞,肺泡通气不足,使通气/血流<0.8,静脉血不能充分氧合,形成动脉-静脉样分流。通气/血流比例失调的结果主要是缺氧,而不伴二氧化碳潴留。

3.弥散障碍

由于氧和二氧化碳通透肺泡膜的能力相差很大,氧的弥散力仅为二氧化碳的1/20。病理状态下,弥散障碍主要影响氧交换产生以缺氧为主的呼吸衰竭。

4.氧耗量增加

发热、寒战、呼吸困难和抽搐等均增加氧耗,正常人此时借助增加通气量以防止缺氧的发生。而COPD患者在通气功能障碍基础上,如出现氧耗量增加的因素时,则可出现严重缺氧。

(二)缺氧对机体的影响

1.对中枢神经系统的影响

缺氧对中枢神经系统影响的程度随缺氧的程度和急缓而不同。轻度缺氧仅有注意力不集中、智力减退、定向力障碍等。随着缺氧的加重可出现烦躁不安、神志恍惚、谵妄,甚至昏迷。各部分脑组织对缺氧的敏感性不一样,以皮质神经元最为敏感,因此临床上缺氧的最早期表现是精神症状。严重缺氧可使血管通透性增加,引起脑间质和脑细胞水肿,颅内压急剧升高,进而加重脑组织缺氧,形成恶性循环。

2.对心脏、循环的影响

缺氧可使心率增加,血压升高,冠状动脉血流量增加以维持心肌活动所必需的氧。心肌对缺氧十分敏感,早期轻度缺氧心电图即有变化,急性严重缺氧可导致心室颤动或心搏骤停。长期慢性缺氧可使心肌纤维化、硬化。肺小动脉可因缺氧收缩而增加肺循环阻力,引起肺动脉高压、右心肥厚,最终导致肺源性心脏病,右心衰竭。

3.对呼吸的影响

轻度缺氧可通过颈动脉窦和主动脉体化学感受器的反射作用刺激通气。但缺氧程度缓慢加重时,这种反射变得迟钝。

4.缺氧对肝、肾功能和造血系统的影响

缺氧直接或间接损害肝细胞,使丙氨酸氨基转移酶升高,缺氧纠正后肝功能可恢复正常。缺氧可使肾血流量减少,肾功能受到抑制。慢性缺氧可引起继发性红细胞增多,在有利于增加血液携氧量的同时,亦增加了血液黏稠度,甚至可加重肺循环阻力和右心负荷。

5.对细胞代谢、酸碱平衡和电解质的影响

严重缺氧使细胞能量代谢的中间过程受到抑制,同时产生大量乳酸和无机磷的积蓄引起代谢性酸中毒。因能量的不足,体内离子转运钠泵受到损害,使钾离子由细胞内转移到血液和组织间液,钠和氢离子进入细胞内,造成细胞内酸中毒及高钾血症。

(三)二氧化碳潴留对人体的影响

1.对中枢神经的影响

轻度二氧化碳潴留,可间接兴奋皮质,引起失眠、精神兴奋、烦躁不安等兴奋症状;随着二氧化碳潴留的加重,皮质下层受到抑制,使中枢神经处于麻醉状态,表现为嗜睡、昏睡,甚至昏迷。二氧化碳潴留可扩张脑血管,严重时引起脑水肿。

2.对心脏和循环的影响

二氧化碳潴留可使心率加快,心排血量增加,脑血管、冠状动脉、皮下浅表毛细血管及静脉扩张,而部分内脏血管收缩,早期引起血压升高,严重时导致血压下降。

3.对呼吸的影响

二氧化碳是强有力的呼吸中枢兴奋剂,随着吸入二氧化碳浓度的增加,通气量逐渐增加。但当其浓度持续升高至12%时通气量不再增加,呼吸中枢处于抑制状态。临床上Ⅱ型呼吸衰竭患者并无通气量的增加原因在于存在气道阻力增高、肺组织严重损害和胸廓运动受限等多种因素。

4.对肾脏的影响

轻度二氧化碳潴留可使肾血管扩张,肾血流量增加,尿量增加。严重二氧化碳潴留时,由于pH的下降,使肾血管痉挛,血流量减少,尿量随之减少。

5.对酸碱平衡的影响

二氧化碳潴留可导致呼吸性酸中毒,血pH取决于碳酸氢盐和碳酸的比值,碳酸排出量的调节靠呼吸,故呼吸在维持酸碱平衡中起着十分重要的作用。慢性呼吸衰竭二氧化碳潴留发展较慢,由于肾脏的调节使血pH维持正常称为代偿性呼吸性酸中毒。急性呼吸衰竭或慢性呼吸衰竭的失代偿期,肾脏尚未发生代偿或代偿不完全,使pH下降称为失代偿性呼吸性酸中毒。若同时有缺氧、摄入不足、感染性休克和肾功能不全等因素使酸性代谢产物增加,pH下降,则与代谢性酸中毒同时存在,即呼吸性酸中毒合并代谢性酸中毒。如在呼吸性酸中毒的基础上大量应用利尿剂,而氯化钾补充不足,则导致低钾低氯性碱中毒,即呼吸性酸中毒合并代谢性碱中毒,此型在呼吸衰竭中很常见。

三、临床表现

除引起慢性呼吸衰竭原发病的症状体征外,主要是缺氧和二氧化碳潴留引起的呼吸衰竭和多脏器功能紊乱的表现。

(一)呼吸困难

呼吸困难是临床最早出现的症状,主要表现在呼吸节律、频率和幅度的改变。COPD所致的呼吸衰竭,开始只表现为呼吸费力伴呼气延长,严重时则为浅快呼吸,因辅助呼吸肌的参与可表现为点头或提肩样呼吸。并发肺性脑病,二氧化碳麻醉时,则出现呼吸浅表、缓慢甚至呼吸停止。

(二)发绀

发绀是缺氧的典型症状。由于缺氧使血红蛋白不能充分氧合,当动脉血氧饱和度<90%时,可在口唇、指端、耳垂、口腔黏膜等血流量较大的部位出现发绀。但因发绀主要取决于血液中还原血红蛋白的含量,故贫血患者即使血氧饱和度明显降低,也可无发绀表现,而COPD患者由于继发红细胞增多,即使血氧饱和度轻度减低也会有发绀出现。此外发绀还受皮肤色素及心功能的影响。

(三)神经精神症状

缺氧和二氧化碳潴留均可引起精神症状。但因缺氧及二氧化碳潴留的程度、发生急缓及机体代偿能力的不同而表现不同。慢性缺氧多表现为记忆力减退,智力或定向力的障碍。急性严重缺氧可出现精神错乱、躁狂、昏迷、抽搐等症状。轻度二氧化碳潴留可表现为兴奋症状,如失眠、烦躁、夜间失眠而白天嗜睡,即昼睡夜醒;严重二氧化碳潴留可导致肺性脑病的发生,表现为神志淡漠、肌肉震颤、抽搐、昏睡甚至昏迷。肺性脑病是典型二氧化碳潴留的表现,在肺性脑病前期,即发生二氧化碳麻醉状态之前,切忌使用镇静、催眠药,以免加重二氧化碳潴留,诱发肺性脑病。

(四)血液循环系统

严重缺氧、酸中毒可引起心律失常、心肌损害、周围循环衰竭、血压下降。二氧化碳潴留可使外周浅表静脉充盈、皮肤红润、潮湿、多汗、血压升高,因脑血管扩张可产生搏动性头痛。COPD因长期缺氧、二氧化碳潴留,可导致肺动脉高压,右心衰竭。严重缺氧可导致循环淤滞,诱发弥漫性血管内凝血(DIC)。

(五)消化和泌尿系统

由于缺氧使胃肠道黏膜充血水肿、糜烂渗血,严重者可发生应激性溃疡引起上消化道出血。严重呼吸衰竭可引起肝、肾功能异常,出现丙氨酸氨基转移酶、血尿素氮升高。

四、诊断

根据患者有慢性肺部疾病史或其他导致呼吸功能障碍的疾病(如 COPD、严重肺结核等),新近呼吸道感染史以及缺氧、二氧化碳潴留的临床表现,结合动脉血气分析,不难做出诊断。

血气分析在呼吸衰竭的诊断及治疗中是必不可少的检查项目,不仅可以明确呼吸衰竭的诊断,并有助于了解呼吸衰竭的性质、程度,判断治疗效果,对指导氧疗、机械通气各种参数的调节,纠正酸碱失衡和电解质紊乱均有重要意义。常用血气分析指标如下。

(一)动脉血氧分压(PaO_2)

动脉血氧分压(PaO_2)是物理溶解于血液中的氧分子所产生的分压力,是决定血氧饱和度的重要因素,反映机体氧合状态的重要指标。正常值 $12.7 \sim 13.3$ kPa($95 \sim 100$ mmHg)。随着年龄增长 PaO_2 逐渐降低。当 $PaO_2 < 7.98$ kPa(60 mmHg)可诊断为呼吸衰竭。

(二)动脉血氧饱和度(SaO_2)

动脉血氧饱和度(SaO_2)是动脉血中血红蛋白实际结合的氧量与所能结合的最大氧量之比,即血红蛋白含氧的百分数,正常值为 $96\% \pm 3\%$。SaO_2 作为缺氧指标不如 PaO_2 灵敏。

(三)pH

pH 是反映体液氢离子浓度的指标。动脉血 pH 是酸碱平衡中最重要的指标,它可反映血液的酸碱度,正常值 $7.35 \sim 7.45$。pH 低于 7.35 为失代偿性酸中毒,大于 7.45 为失代偿性碱中毒。但 pH 的异常并不能说明酸碱失衡的性质,即是代谢性还是呼吸性;pH 在正常范围,不能说明没有酸碱失衡。

(四)动脉血二氧化碳分压($PaCO_2$)

动脉血 $PaCO_2$ 是物理溶解于血液中的二氧化碳气体的分压力。它是判断呼吸性酸碱失衡的重要指标,亦是衡量肺泡通气的可靠指标。正常值为 $4.7 \sim 6.0$ kPa($35 \sim 45$ mmHg),平均5.3 kPa(40 mmHg)。$PaCO_2 > 6.0$ kPa(45 mmHg),

提示通气不足。如是原发性的,为呼吸性酸中毒;如是继发性的,可以是由于代偿代谢性碱中毒而引起的改变。如 $PaCO_2 < 4.7$ kPa (35 mmHg),提示通气过度,可以是原发性呼吸性碱中毒,也可以是为了代偿代谢性酸中毒而引起的继发性改变。当 $PaCO_2 > 6.7$ kPa(50 mmHg)时,可结合 $PaO_2 < 8.0$ kPa(60 mmHg)诊断为呼吸衰竭(Ⅱ型呼吸衰竭)。

(五)碳酸氢离子(HCO_3^-)

HCO_3^- 是反映代谢方面的指标,但也受呼吸因素的影响,$PaCO_2$ 增加时 HCO_3^- 也略有增加。正常值 22~27 mmol/L,平均值 24 mmol/L。

(六)剩余碱(BE)

只反映代谢的改变,不受呼吸因素影响。正常值为 -3~$+3$ mmol/L。血液偏碱时为正值,偏酸时为负值,BE$>+3$ mmol/L 为代谢性碱中毒,BE<-3 mmol/L 为代谢性酸中毒。

(七)缓冲碱(BB)

指 1 L 全血(以 BBb 表示)或 1 L 血浆(以 BBp 表示)中所有具缓冲作用的阴离子总和,正常值:42(40~44) mmol/L。

五、治疗

(一)保持气道通畅

保持气道通畅是纠正呼吸衰竭的重要措施。

1.清除气道分泌物

鼓励患者咳嗽,对于无力咳痰或意识障碍者应加强呼吸道护理,帮助翻身拍背。

2.稀释痰液、化痰祛痰

痰液黏稠不易咳出者给予口服化痰祛痰药(如羧甲司坦片 1.0 每天三次或盐酸氨溴索15 mg,必要时用)或雾化吸入药物治疗。

3.解痉平喘

对有气道痉挛者,可雾化吸入 β_2 受体激动剂或溴化异丙托品,口服氨茶碱(或静脉点滴)、沙丁胺醇、特布他林等。

4.建立人工气道

经以上处理无效或病情危重者,应采用气管插管或气管切开,并给予机械通气辅助呼吸。机械通气的适应证:①意识障碍,呼吸不规则;②气道分泌物多而黏稠,不易排出;③严重低氧血症和/或二氧化碳潴留,危及生命[如 PaO_2 $\leqslant 6.0$ kPa(45 mmHg),$PaCO_2 \geqslant 9.3$ kPa(70 mmHg)];④合并多器官功能障碍。在机械通气治疗过程中应密切观察病情,监测血压、心率,加强护理,随时吸痰,根据血气分析结果随时调整呼吸机治疗参数,预防并发症的发生。

(二)氧疗

吸氧是治疗呼吸衰竭必需的措施。

1.吸氧浓度

对于Ⅰ型呼吸衰竭,以缺氧为主,不伴有二氧化碳潴留,应吸入较高浓度(>35%)的氧,使 PaO_2 提高到8.0 kPa(60 mmHg)或 SaO_2 在90%以上。对于既有缺氧又有二氧化碳潴留的Ⅱ型呼吸衰竭,则应持续低浓度吸氧(小于35%)。因慢性呼吸衰竭失代偿者缺氧伴二氧化碳潴留是由通气不足所造成,由于二氧化碳潴留,其呼吸中枢化学感受器对二氧化碳反应性差,呼吸的维持主要靠低氧血症对颈动脉窦、主动脉体化学感受器的驱动作用。若吸入高浓度氧,首先 PaO_2 迅速上升,使外周化学感受器丧失低氧血症的刺激,解除了低氧性呼吸驱动从而抑制呼吸中枢。患者的呼吸变浅变慢,$PaCO_2$ 随之上升,严重时可陷入二氧化碳麻醉状态。

2.吸氧的装置

一般使用双腔鼻管、鼻导管或鼻塞吸氧,吸氧浓度%=21+4×吸入氧流量(L/min)。对于慢性Ⅱ型呼吸衰竭患者,长期家庭氧疗(1~2 L/min,每天16 小时以上),有利于降低肺动脉压,改善呼吸困难和睡眠,增强活动能力和耐力,提高生活质量,延长患者的寿命。

(三)增加通气量、减少二氧化碳潴留

除治疗原发病、积极控制感染、通畅气道等治疗外,增加肺泡通气量是有效排出二氧化碳的关键。根据患者的具体情况,若有明显嗜睡,可给予呼吸兴奋剂,常用药物有尼可刹米与洛贝林[如5%或10%葡萄糖液300 mL+尼可刹米0.375×(3~5)支,静脉点滴,每天1~2 次]。通过刺激呼吸中枢和外周化学感受器,增加呼吸频率和潮气量以改善通气。需注意必须在气道通畅的基础上应用,且患者的呼吸肌功能基本正常,否则治疗无效且增加氧耗量和呼吸功,对脑缺氧、脑水肿、有频繁抽搐者慎用。主要适用于以中枢抑制为主、通气量不足引起的呼吸衰竭,对以肺炎、弥散性肺病变等以肺换气障碍为主的呼吸衰竭患者不宜应用。近年来尼可刹米与洛贝林这两种药物在西方国家几乎被多沙普仑取代,此药对镇静催眠药过量引起的呼吸抑制和 COPD 并发急性呼吸衰竭有显著的呼吸兴奋作用,对于慢性呼吸衰竭患者可口服呼吸兴奋剂,都可喜 50～100 mg,每天 2 次,该药通过刺激颈动脉体和主动脉体的化学感受器而兴奋呼吸中枢,从而增加通气量。

(四)水电解质紊乱和酸碱失衡的处理

多种因素均可导致慢性呼吸衰竭患者发生水、电解质紊乱和酸碱失衡。

(1)应根据患者心功能状态酌情补液。

(2)未经治疗的慢性呼吸衰竭失代偿的患者,常表现为单纯性呼酸或呼酸合并代谢性酸中毒,此时治疗的关键是改善通气,增加通气量,促进二氧化碳的排出,同时积极治疗代酸的病因,补碱不必太积极。如 pH 过低,可适当补碱,先一次给予 5％碳酸氢钠 100～150 mL 静脉点滴,使 pH 升至 7.25 左右即可。因补碱过量有可能加重二氧化碳潴留。

(3)如经利尿剂、糖皮质激素等药物治疗后,又未及时补钾、补氯,则易发生呼酸合并代谢性碱中毒,此时除积极改善通气外,应注意补氯化钾,必要时(血 pH 明显增高)可补盐酸精氨酸(10％葡萄糖液 500 mL＋盐酸精氨酸 10～20 g),并根据血气分析结果决定是否重复应用。

(五)治疗原发病

呼吸道感染是呼吸衰竭最常见的诱因,故病因治疗首先是根据敏感致病菌选用有效抗生素,积极控制感染。

六、预防

首先应加强慢性胸肺疾病的防治,防止肺功能逐渐恶化和呼吸衰竭的发生。已有慢性呼吸衰竭的患者应注意预防呼吸道感染。

七、预后

取决于慢性呼吸衰竭患者原发病的严重程度及肺功能状态。

参考文献

[1] 龙云铸,谭英征,李丹.新发呼吸感染病学[M].长沙:中南大学出版社,2022.

[2] 常静侠.呼吸内科常见疾病新规范[M].郑州:河南大学出版社,2021.

[3] 叶京英.睡眠呼吸障碍治疗学[M].北京:人民卫生出版社,2022.

[4] 李圣青.呼吸危重症临床实践手册[M].上海:复旦大学出版社,2021.

[5] 徐珽.呼吸系统疾病合并常见慢性病治疗药物处方集[M].成都:四川大学出版社,2021.

[6] 田永明,陈弟洪,刘欢.重症呼吸治疗护理技术[M].成都:四川科学技术出版社,2022.

[7] 王勇,张晓光,马清艳.呼吸内科基础与临床[M].北京:科学技术文献出版社,2021.

[8] 宋安全.呼吸系统疾病诊断及临床治疗[M].长春:吉林科学技术出版社,2022.

[9] 陈颖丰.现代临床呼吸病诊治[M].天津:天津科学技术出版社,2021.

[10] 杨晓东.现代临床呼吸病诊治[M].北京:中国纺织出版社,2021.

[11] 陈强,李帅,赵晶,等.实用内科疾病诊治精要[M].青岛:中国海洋大学出版社,2022.

[12] 马雨霞.临床呼吸系统疾病诊疗规范[M].北京:中国纺织出版社,2021.

[13] 胥杰,董燕丽,陈峰,等.常见呼吸内科疾病诊断与治疗[M].哈尔滨:黑龙江科学技术出版社,2021.

[14] 张永祥.实用呼吸疾病量化评估手册[M].北京:科学出版社,2021.

[15] 刘晓明,郝园园,魏玉成,等.临床中西医结合治疗内科疾病[M].哈尔滨:黑龙江科学技术出版社,2022.

[16] 欧阳新平,何平平,王刚.急性呼吸道传染病防治手册[M].北京:科学出版社,2021.

[17] 王先芳.呼吸系统重症急救与监护技术[M].北京:科学出版社,2021.

[18] 黄种杰.实用呼吸内科疾病临床诊治策略[M].天津:天津科学技术出版社,2021.

[19] 董荣.实用呼吸疾病与危重症诊治对策[M].北京:科学技术文献出版社,2021.

[20] 徐子平.基层常见呼吸系统疾病及药物治疗[M].北京:人民卫生出版社,2021.

[21] 张晓菊.呼吸系统疾病诊治技术与临床实践[M].北京:科学技术文献出版社,2021.

[22] 顾红艳.呼吸系统与传染性疾病临床诊疗思维[M].天津:天津科学技术出版社,2021.

[23] 张波.现代临床呼吸系统疾病诊断治疗学[M].天津:天津科学技术出版社,2021.

[24] 李丹,陈洪.常见呼吸道疾病防治实用手册[M].哈尔滨:黑龙江科学技术出版社,2022.

[25] 张艳喜,尚龙梅,芮晓艳.经鼻高流量湿化氧疗及鼻导管氧疗治疗慢性阻塞性肺疾病急性加重期合并Ⅱ型呼吸衰竭患者的效果[J].中国医药导报,2022,19(7):112-115.

[26] 任慧敏,韩树池,杨淼,等.慢性阻塞性肺疾病合并慢性心力衰竭患者预后评估模型的 Logistic 回归分析[J].中国中西医结合急救杂志,2022,29(2):167-171.

[27] 叶璐,沈旦,张征宇,等.CT 定量联合肺功能鉴别肺气肿型和支气管炎型慢性阻塞性肺疾病的价值研究[J].中国现代医学杂志,2022,32(17):73-80.

[28] 曲博,姜威,梁磊,等.早期自体血补片胸膜固定术治疗难治性气胸的临床研究[J].临床肺科杂志,2022,27(7):1010-1014.

[29] 徐燕军,黄江山,陈智阳.老年细菌性与病毒性上呼吸道感染患者的血清PCT、CRP、IL-6 水平表达[J].中国医药科学,2022,12(3):141-144.